PRAXIS
DR. MED. BORIS KIRSCHSIEPER
FACHARZT FÜR NUKLEARMEDIZIN
FACHARZT FÜR DIAGNOSTISCHE RADIOLOGIE

BALGER STRASSE 50   TEL: (07221) 91 27 94
79532 BADEN-BADEN FAX: (07221) 91 27 98

WEB: WWW.PRAXIS-KIRSCHSIEPER.DE
E-MAIL: INFO@PRAXIS-KIRSCHSIEPER.DE

D1727070

Durchblutungsstörungen der Hände

PRAXIS
DR. MED. BORIS KIRSCHSIEPER
FACHARZT FÜR NUKLEARMEDIZIN
FACHARZT FÜR DIAGNOSTISCHE RADIOLOGIE

BALGER STRASSE 50   TEL: (07221) 91 27 94
79532 BADEN-BADEN   FAX: (07221) 91 27 96

WEB: WWW.PRAXIS-KIRSCHSIEPER.DE
E-MAIL: INFO@PRAXIS-KIRSCHSIEPER.DE

Durchblutungsstörungen der Hände

Ihr Erscheinungsbild im Angiogramm

Hans-Hermann Wagner und Klaus Alexander

281 Abbildungen, 14 Tabellen

1993
Georg Thieme Verlag Stuttgart · New York

Prof. Dr. H.-H. Wagner
Diagnostische Radiologie II der Medizinischen Hochschule Hannover
Krankenhaus Oststadt
Podbielskistr. 380, 3000 Hannover

Prof. Dr. K. Alexander
Angiologie der Medizinischen Hochschule Hannover
Krankenhaus Oststadt
Podbielskistr. 380, 3000 Hannover

Die Deutsche Bibliothek – CIP-Einheitsaufnahme

Wagner, Hans-Hermann:
Durchblutungsstörungen der Hände : ihr Erscheinungsbild im
Angiogramm ; 14 Tabellen / Hans-Hermann Wagner und Klaus
Alexander. – Stuttgart ; New York : Thieme, 1993
NE: Alexander, Klaus:

Wichtiger Hinweis:

Wie jede Wissenschaft ist die Medizin ständigen Entwicklungen unterworfen. Forschung und klinische Erfahrung erweitern unsere Erkenntnisse, insbesondere was Behandlung und medikamentöse Therapie anbelangt. Soweit in diesem Werk eine Dosierung oder eine Applikation erwähnt wird, darf der Leser zwar darauf vertrauen, daß Autoren, Herausgeber und Verlag große Sorgfalt darauf verwandt haben, daß diese Angabe dem Wissensstand bei Fertigstellung des Werkes entspricht.

Für Angaben über Dosierungsanweisungen und Applikationsformen kann vom Verlag jedoch keine Gewähr übernommen werden. Jeder Benutzer ist angehalten, durch sorgfältige Prüfung der Beipackzettel der verwendeten Präparate und gegebenenfalls nach Konsultation eines Spezialisten festzustellen, ob die dort gegebene Empfehlung für Dosierungen oder die Beachtung von Kontraindikationen gegenüber der Angabe in diesem Buch abweicht. Eine solche Prüfung ist besonders wichtig bei selten verwendeten Präparaten oder solchen, die neu auf den Markt gebracht worden sind. Jede Dosierung oder Applikation erfolgt auf eigene Gefahr des Benutzers. Autoren und Verlag appellieren an jeden Benutzer, ihm etwa auffallende Ungenauigkeiten dem Verlag mitzuteilen.

© 1993 Georg Thieme Verlag, Rüdigerstraße 14, D-7000 Stuttgart 30
Printed in Germany
Satz: Druckhaus Götz GmbH, D-7140 Ludwigsburg
(Linotype System 5 [202])
Druck: K. Grammlich, D-7401 Pliezhausen

ISBN 3-13-777401-2   1 2 3 4 5

Vorwort

Seine Rektoratsrede zu Beginn des Akademischen Jahres 1984/1985 der Albert-Ludwigs-Universität Freiburg hat Werner Wenz unter das Thema „Die menschliche Hand in der bildgebenden Diagnostik: Radiologie im Umbruch?" gestellt (Freiburger Universitätsblätter Heft 90 [1985] 9–25).

Mit dieser akademischen Rede zur Entwicklung der menschlichen Hand in der Kunst, zur Psychologie der Hand und zu ihrer Abbildung mit den modernen bildgebenden Verfahren hat er einen Dreiklang angestoßen, der uns daran erinnert, daß Form und Bewegung der Hände höchstes Ausdrucksmittel des Menschen darstellen (Abb.). Bereits vor über 100 Jahren hat es der Anatom Hyrtl so ausgedrückt: „Die Hand verleiht dem Geist die Macht zur Ausführung seiner Gedanken, durch die er die verschiedensten Formen der Materie beherrscht, schafft und zu den mannigfaltigsten nützlichen Zwecken verwendet. Sie ist allzeit bereite Dienerin und Vollstreckerin seiner Entschlüsse. Sie vereinigt Kraft, Schnelligkeit und Genauigkeit der Bewegungen, zahllos und vollendet."

Die Zerstörung der Integrität der Hand ist denn auch für den Menschen eine Verletzung in doppelter Hinsicht: Sie beeinträchtigt den Betroffenen in seiner „Handwerklichkeit", sie beschädigt aber vor allem das Ausdrucks- und das Kommunikationsmittel des Menschen mit seiner Umwelt.

Es mag kein Zufall sein, daß manche Funktionsstörungen der Hände, ihrer Durchblutung zumal, aber auch Ausdruck psychischer Irritabilität sein können, die den Wechselbezug zwischen Seele und Körper greifbar werden lassen. Paradigmatisch dafür steht seit 100 Jahren der Begriff Morbus Raynaud.

Die vorliegende Monographie über Durchblutungsstörungen der Hände und ihr Erscheinungsbild im Angiogramm greift einen Aspekt der bildgebenden Diagnostik der menschlichen Hand, die Werner Wenz umfassend dargestellt hat, aus einer gemeinsamen 25jährigen klinischen Erfahrung der Verfasser heraus: die konventionelle Handarteriographie. Das Buch soll dem Leser diagnostische und differentialdiagnostische Hilfe dort anbieten, wo erfahrungsgemäß große Unsicherheiten herrschen. Es soll aber auch ermutigen zur Anwendung einer Untersuchungstechnik, die in der Hand des Geübten ebenso risikoarm wie aussagekräftig ist.

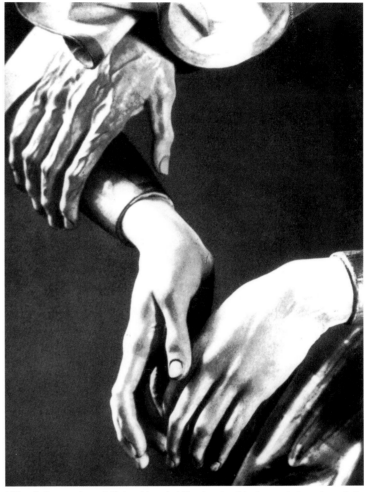

Männliche und weibliche Hand. Hände der Maria und des Apostels Andreas von Veit Stoss.

Hannover, im Frühjahr 1992

H.-H. Wagner
K. Alexander

Inhaltsverzeichnis

1 Gefäßanatomie des Unterarmes und der Hand

Entwicklung

Die Armarterien entwickeln sich ähnlich wie das Gefäßsystem der unteren Extremität. Die Blutbahnen der oberen Extremität, besonders die des Unterarmes, sind in der Entwicklung umfangreichen Veränderungen unterworfen (Lippert 1985). Das Achsengefäß des Armes ist die unmittelbare Fortsetzung der 6. Zervikalsegmentarterie. Sie beginnt als A. subclavia und setzt ihren Weg als A. axillaris fort. Nach Überschreiten der hinteren Achselfalte wird sie A. brachialis genannt. Am Unterarm ist die ursprüngliche Fortsetzung dieses Achsengefäßes die A. interossea. Im nächsten Stadium übernimmt die A. mediana die Führung und findet Anschluß an die Fingerarterien; die A. interossea zieht sich auf den Unterarm zurück.

Im Verlauf einer komplizierten Entwicklung entspringt die A. ulnaris aus der A. brachialis, zieht nach distal und vereinigt sich mit der A. mediana mit der Bildung des oberflächlichen Hohlhandbogens, aus dem dann die Fingerarterien hervorgehen. Die oberflächliche Gefäßbahn, ausgehend von der Achselregion, verläuft als A. brachialis superficialis nach distal und endet am Handrükken. Sie findet Anschluß an den Hohlhandbogen, aus dem sich dann die A. mediana zurückzieht. Die Anastomose zwischen der A. brachialis und der A. brachialis superficialis in der Ellenbeuge verstärkt sich. Das Anfangsstück der A. brachialis superficialis bildet sich zurück; es bleibt die A. radialis. Durch die komplizierte Entwicklung zahlreicher Varietäten werden die Verhältnisse durch Anastomosen mit oberflächlichen Gefäßen noch unübersichtlicher. Die Variabilität in der Ausbildung der Hohlhandbögen ist außerordentlich vielgestaltig. Wie aus den Untersuchungen von Lippert (1985) hervorgeht, kommen beim Arcus palmaris superficialis in 42% die verschiedensten Formen des geschlossenen (Abb. 1.1) und in 58% die Formen des offenen Bogens (Abb. 1.2) vor. Seine Untersuchungen zeigen ebenso den Formenreichtum des Arcus palmaris profundus (Abb. 1.3).

Gefäßstraßen des Unterarmes

In der Speichenstraße ziehen, bedeckt vom Bauch des M. brachioradialis, der R. superficialis des N. radialis, die A. radialis mit zwei Begleitvenen und tiefe Lymphgefäße. Die A. radialis folgt dem Leitmuskel auf einer Linie von der Mitte der Ellenbeuge bis an die Basis des Griffelfortsatzes der Speiche und zieht von hier auf die Dorsalseite der Handwurzel. In der distalen Hälfte des Unterarmes ist sie medial der Sehne des M. brachioradialis nur von der Faszie bedeckt, so daß der Puls hier besonders gut zu fühlen ist. Die A. radialis gibt am Unterarm nur kleine Äste ab. Am Ende der Speichenstraße zweigt der R. carpalis palmaris zum Rete carpi palmare ab (Abb. 1.4).

Leitmuskel der Ellenstraße ist der M. flexor carpi ulnaris, dem der N. ulnaris auf der ganzen Unterarmstrecke folgt, bis er sich radial vom Os pisiforme auf dem Retinaculum flexorum in den R. profundus und den R. superficialis teilt.

Die A. ulnaris mit Begleitvenen und tiefen Lymphgefäßen kommt aus der Fossa cubitalis, schließt sich den Nerven in der Mitte des Unterames von radial an und verläuft, von Bauch und Sehne des M. flexor carpi ulnaris bedeckt, mit ihm zur Handwurzel. Am Unterarm gibt die A. ulnaris nur kleine Muskeläste ab.

In der palmaren Zwischenknochenstraße verlaufen auf der ventralen Seite der Membrana interossea antebrachii die Vasa interossea anteriora neben tiefen Lymphgefäßen nach distal.

Die A. interossea anterior – Ast der A. interossea communis – versorgt mit Muskelästen die tiefen Flexoren. Ein Ast durchbricht die Membrana interossea antebrachii und vereinigt sich mit der A. interossea posterior. Diese endet im Rete carpale dorsale.

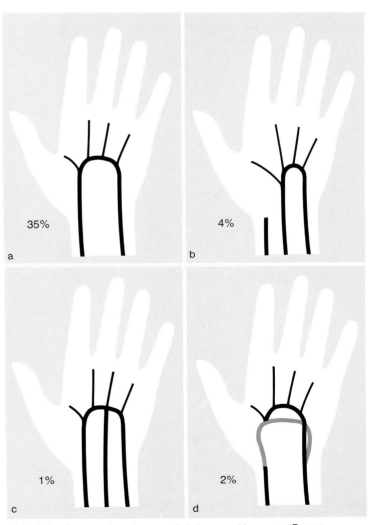

Abb. 1.**1** Arcus palmaris superficialis, geschlossener Bogen.

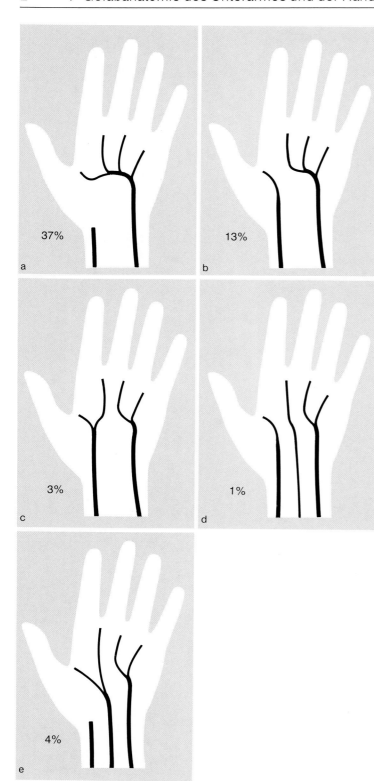

Abb. 1.2   Arcus palmaris superficialis, offener Bogen.

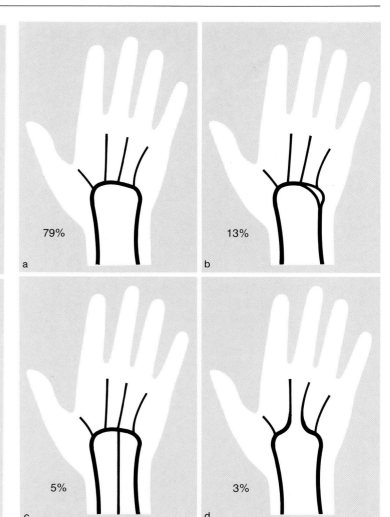

Abb. 1.3   Arcus palmaris profundus.

Gefäßstraßen an der Hand

Die A. radialis gibt auf der Palmarseite einen schwachen Zufluß zum Arcus palmaris superficialis, dem R. palmaris superficialis, ab. In der Tabatiere liegt die A. radialis knochennah und tief von derbem Bindegewebe bedeckt. Die A. radialis gibt an den Handrücken folgende Äste ab:
- R. carpalis dorsalis zum Rete carpale dorsale, aus dem die Aa. metacarpales dorsales und die Aa. digitales dorsales hervorgehen,
- A. princeps pollicis für den Daumen,
- A. radialis indicis für den radialen Rand des Zeigefingers.

An der Hohlhand lassen sich eine oberflächliche, subfasziale Gefäßschicht und eine tiefe Gefäßschicht unterscheiden.

Subfasziale Gefäßschicht

In der dünnen subfaszialen Bindegewebsschicht liegt der oberflächliche Hohlhandbogen als Endast der A. ulnaris mit seinen Ästen.

Tiefe Gefäßschicht

Unter den Sehnen der langen Fingerbeuger und der Mm. lumbricales verläuft der überwiegend aus der A. radialis gespeiste tiefe Hohlhandbogen mit seinen Ästen und Begleitvenen.

Oberflächlicher Hohlhandbogen

Der Arcus palmaris superficialis verläuft als Endast der A. ulnaris unter dem M. palmaris brevis hindurch und bildet auf den Sehnen der langen Figerbeuger einen nach distal konvexen Gefäßbogen, der radial mit dem R. palmaris superficialis der A. radialis in Verbindung stehen kann. Der Arcus palmaris superficialis liegt distal vom Arcus palmaris profundus. Von der Konvexität des oberflächlichen Hohlhandbogens gehen die A. digitalis palmaris propria für die Ulnarseite des 5. Fingers und drei Aa. digitales

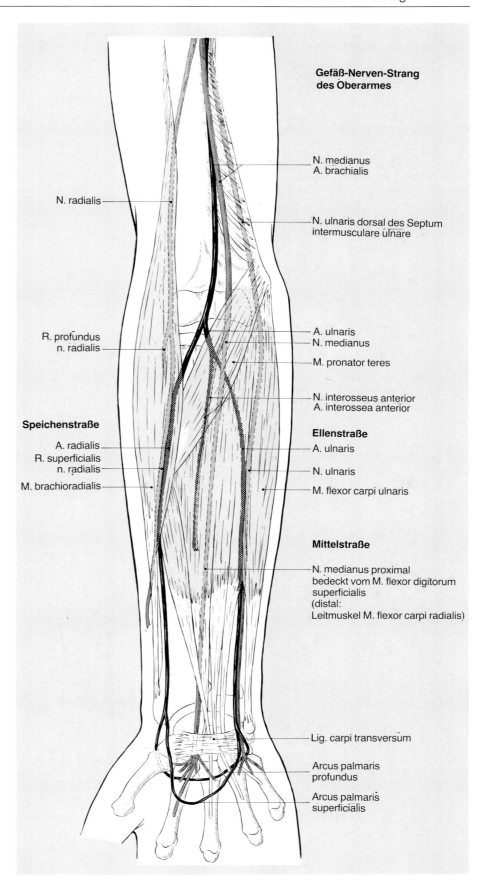

Gefäß-Nerven-Strang
des Oberarmes

N. radialis

N. medianus
A. brachialis

N. ulnaris dorsal des Septum
intermusculare ulnare

R. profundus
n. radialis

A. ulnaris
N. medianus

M. pronator teres

N. interosseus anterior
A. interossea anterior

Speichenstraße

A. radialis
R. superficialis
n. radialis

M. brachioradialis

Ellenstraße

A. ulnaris

N. ulnaris

M. flexor carpi ulnaris

Mittelstraße

N. medianus proximal
bedeckt vom M. flexor digitorum
superficialis
(distal:
Leitmuskel M. flexor carpi radialis)

Lig. carpi transversum

Arcus palmaris
profundus

Arcus palmaris
superficialis

Abb. 1.4 Schematische Darstellung der drei
großen, durchlaufenden Gefäß-Nerven-Straßen
der Unterarmbeugeseite mit ihren Leitmuskeln
(Nach Lanz u. Wachsmuth)

palmares communes ab, die sich etwa in Höhe der Finger-grundgelenke jeweils in zwei Aa. digitales palmares pro-priae zu den einander zugekehrten Rändern des 2.–5. Fingers spalten. Die A. ulnaris versorgt somit vornehmlich die 3½ Finger auf der ulnaren Seite, während die 1½ radialen Finger ihr Blut aus den Ästen der A. radialis erhalten. Die palmaren Gefäße greifen in der distalen Hälfte der Mittelphalanx und an der Endphalanx der Fin-ger auf die Dorsalseite über.

Die A. radialis gelangt durch das Spatium interosseum metacarpi I auf die Palmarseite der Hand und gibt die A. princeps pollicis in der Tiefe des Daumenballens ab. Ihr Endast bildet auf den Basen der Mittelhandknochen den tiefen Hohlhandbogen.

Tiefer Hohlhandbogen

Der tiefe Hohlhandbogen – Arcus palmaris profundus –
liegt proximal vom oberflächlichen Hohlhandbogen. Den
ulnaren Schenkel des tiefen Gefäßbogens bildet der meist
schwache R. palmaris profundus. Der Arcus palmaris profundus entsendet von seiner konvexen Seite drei bis vier
Aa. metacarpales palmares, die sich mit je einer A. digitalis palmaris communis aus dem oberflächlichen Hohlhandbogen verbinden. In jedem Spatium interosseum tritt ein
R. perforans durch die Zwischenknochenmuskeln und
anastomosiert mit einer A. metacarpalis dorsalis (Abb.
1.**5**).

Anordnung der Gefäße an den Fingern

An beiden Seitenflächen eines jeden Fingers verlaufen
insgesamt vier Fingerarterien. Abgesehen vom Daumen
sind die dorsalen Arterien schwächer als die palmaren
Gefäße ausgebildet. Die dorsalen Fingerarterien stammen
aus dem Rete carpale dorsale, dem R. carpalis dorsalis der
A. radialis und dem R. carpalis dorsalis der A. ulnaris; die
palmaren Gefäße aus dem oberflächlichen Hohlhandbogen
und aus der A. princeps pollicis. Die Venen am Finger
begleiten die Arterien nicht. Sie bilden ein schmales palmares und ein kräftiges dorsales Venennetz.

Literatur

Lanz, T., W. Wachsmuth: Praktische Anatomie. Springer, Berlin 1959
Lippert, H., R. Pabst: Arterial Variations in Man. Classification and Fre-
    quency. Bergmann, München 1985

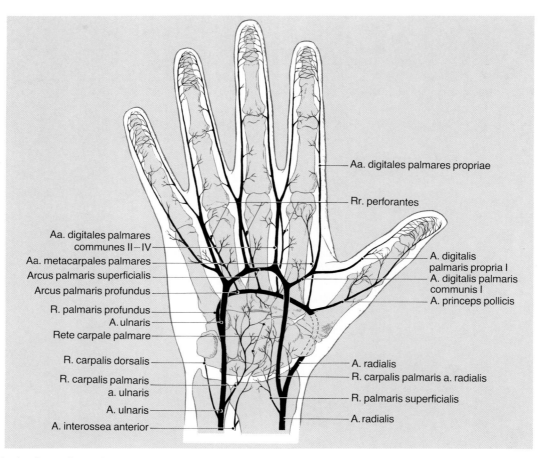

Abb. 1.**5**   Schematische Darstellung der Arterien der Palma manus
und ihre Beziehungen zum Handskelett.

2   Arteriographie

Methodisches Vorgehen

Die Gefäßdarstellung des Unterarmes und der Hand kann über drei Wege erfolgen (Abb. 2.**1**–2.**3**):
– Punktion der A. brachialis in der Ellenbeuge nach der Seldinger-Technik,
– transfemoral nach der Seldinger-Technik,
– intraarteriell mit der digitalen Subtraktionsangiographie (DSA).

Punktion der A. brachialis. Der Gefäß- und Nerven-Strang zieht aus der medialen Oberarmfurche in die Ellenbeuge, wobei die A. brachialis längs der tiefen Bizepssehne stärker nach der Mitte orientiert ist. Die A. brachialis zweigt sich unter der Bizepsaponeurose – etwas distal vom Gelenkspalt – in die A. radialis und die A. ulnaris auf. Anomalien in der Aufzweigung kommen vor. Die Punktion der A. brachialis sollte im Bereich der Bizepsaponeurose durchgeführt werden, da in diesem Bereich das Gefäß durch die Aponeurose fixiert ist. Oberhalb davon läßt sie sich durch

ihre freie Verschieblichkeit im Bindegewebe nur schwer fixieren und damit nur ungezielt punktieren. Das methodische Vorgehen erfolgt nach der Seldinger-Technik mit einer Punktionsnadel Nr. 18 in Lokalanästhesie. Ein kurzer French-6-Katheter wird in Seldinger-Technik (Desilet 5) eingeführt. Durch den liegenden Teflonkatheter kommt es während der Untersuchungsdauer zu keiner wesentlichen Läsion der Gefäßintima, so daß lokale Reaktionen (Hämatom, Thrombose) kaum beobachtet werden. Über eine Hochdruckspritze erfolgt die Injektion von 20–25 ml des gewählten Kontrastmittels mit einem Flow von 5 ml/s bei einer Vorgabe von 15 ml (Abb. 1.**4**).

Beim *transfemoralen Vorgehen* erfolgt die Punktion der A. femoralis in der Leistenbeuge nach der Seldinger-Technik in Lokalanästhesie. Mit dem Einführen einer Schleuse ist ein unkomplizierter Katheterwechsel möglich. Als Katheter ist der Sidewinder mit endständiger Perforation – F 5 oder F 7 – geeignet. Um eine Belastung des

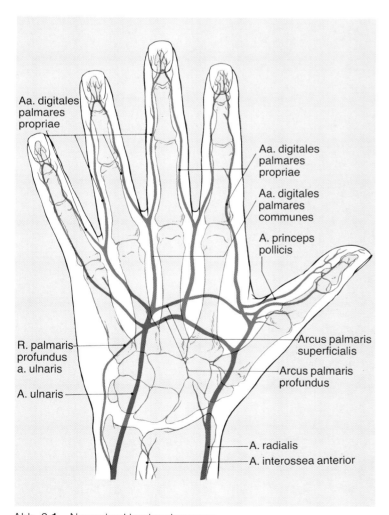

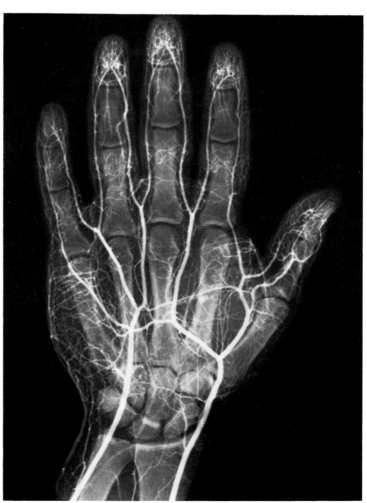

Abb. 2.**1**   Normales Handangiogramm.
a Schematische Darstellung.

b 24jähriger Patient. Normales Handarteriogramm.

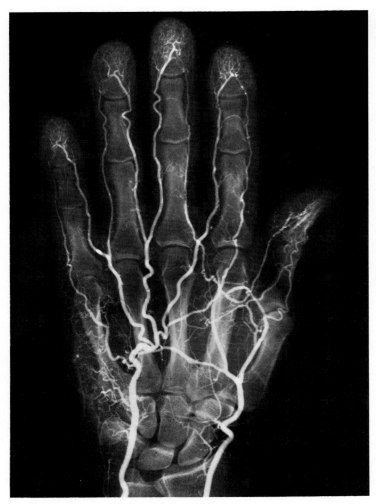

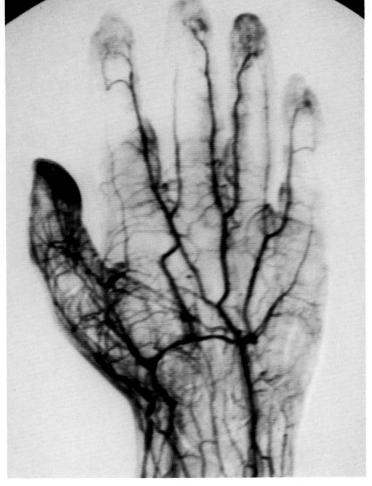

Abb. 2.**2** 50jähriger Patient mit Verdacht auf Raynaud-Syndrom. Altersentsprechendes Handarteriogramm. Leichte Schlängelung der Mittelhand- und Digitalarterien mit segmentaler Betonung von DI, DII und DIII radial als Ausdruck einer beginnenden degenerativen Gefäßwandveränderung.

Abb. 2.**3** 67jährige Patientin mit Raynaud-Symptomatik. Handarteriographie über intraarterielle DSA. Degenerative Gefäßveränderungen. Fadenförmige Stenose der Digitalarterien DII und DIII radial, DIV und DV ulnar.

Vertebraliskreislaufs zu vermeiden, muß die Katheterspitze über den Vertebralisabgang distal, möglichst im Bereich der distalen A. subclavia oder A. brachialis, lokalisiert werden. Beim älteren Patienten mit einer generalisierten Gefäßsklerose ist wegen der erhöhten Komplikationsrate vom transfemoralen Vorgehen abzuraten.

Über die *intraarterielle digitale Subtraktionsangiographie (DSA)* kann eine ausreichende Darstellung der großen Unterarm- und Handarterien erreicht werden. In der Auflösung und Zeichenschärfe ist sie jedoch der konventionellen Vergrößerungstechnik unterlegen. Auch die exakte zeitliche Bestimmung der Ein- und Rückstromphase sind ein Vorteil des computergesteuerten Verfahrens. Im technisch-methodischen Vorgehen bietet die DSA gegenüber der konventionellen Methode keine wesentlichen Vorteile. Beide Verfahren erfordern die intraarterielle Kontrastmittelapplikation, wobei etwa gleiche Kontrastmittelmengen verwandt werden. Die intravenöse DSA eignet sich nach dem derzeitigen Stand der Technik nur zu einer bedingt verwertbaren Darstellung der arteriellen Strombahn des Unterarmes und der Hand. Eine direkte Punktion der A. axillaris sollte wegen der höheren Komplikationsrate (ca. 3,3%) vermieden werden.

Aufnahmetechnik

Beim konventionellen Vorgehen werden standardmäßig Aufnahmen 1, 2, 3, 5, 7, 9, 12, 15 und 18 Sekunden auf einem AOT-Blatt-Filmwechsler im Format 35/35 angefertigt. Durch die eingesetzte Vergrößerungstechnik mit einem Fokus-Film-Abstand von 70 cm und einem Film-Objekt-Abstand von 30 cm sowie die Wahl eines Feinfokus (0,3 mm Kantenlänge) wird die optimale Detailerkennbarkeit gewährleistet. Bei der Anwendung eines Ausgleichsfilters betrugen die durchschnittlichen Belichtungswerte 52 KV, 0,05 s und 15 mAs. Der Vergrößerungsfaktor betrug in bezug auf die Grundfläche ca. 2 : 1 und auf die Länge 1,35 : 1.

Kontrastmittel und Vasodil-Pharmakon

Zur Differenzierung funktioneller und organischer Veränderungen wird vor einer zweiten Aufnahmeserie ein vasodilatierendes Pharmakon, z. B. Tolazolin (Priscol), intraarteriell in einer Dosierung von 10 mg pro Injektion verabfolgt. Die Ganglion-stellatum-Blockade ist unseres Erachtens nicht geeignet. Von anderen Autoren (Rösch u. Porter 1977) werden positive Wirkungen anderer Pharmaka beschrieben. Durch die zeitliche Steuerung von Beginn der Kontrastmittelinjektion bis zum Ende der Aufnahmeserie ist der exakte Ablauf der Einstromphase bis zur akralen Füllung möglich und reproduzierbar.

Bei der Wahl des Kontrastmittels sind besonders zwei Komplikationen in Betracht zu ziehen:
- anaphylaktische Reaktion und
- lokale Thrombose.

Für die ursächlich in Frage kommende endothelschädigende Wirkung werden folgende Faktoren verantwortlich gemacht:
- chemische Struktur des Kontrastmittels,
- Kation,
- Temperatur des Kontrastmittels und Injektionsgeschwindigkeit,
- physikalisch-chemische Eigenschaften (pH-Wert, Proteinbindung, Osmolarität).

Von den neueren Kontrastmitteln sind vor allem die nichtionischen gut verträglich. Sie zeichnen sich dadurch aus, daß sie schmerzarme Reaktionen und geringes allergoides Verhalten auslösen. Gute Erfahrungen haben wir auch mit dem niederosmolaren Kontrastmittel Ioxaglat (Hexabrix) gemacht. Seine geringe allergische Wirkung ist durchaus dem nichtionischen vergleichbar, in seiner Auswirkung auf die Schmerzempfindung ist es dem nichtionischen eher überlegen.

Literatur

Molnar, W., D. J. Paul: Complications of axillary arteriotomies. An analysis of 1762 consecutive studies. Radiology 104 (1972) 269–276
Rösch, J., J. M. Porter: Handarteriography and Raynaud's Syndroma. Fortschr. Röntgenstr. 127 (1977) 30–37
Zeitler, E.: Zur sicheren Darstellung von Digitalarterien an Händen und Füßen in Lokalanästhesie nach oraler Alkoholgabe. Fortschr. Röntgenstr. 123 (1976) 67–68

3 Gefäßkrankheiten

Dr. med. B. Kirschkleper

Seit der Publikation Maurice Raynauds „De l'asphyxie locale et de la gangrène symétrique des extremités" aus dem Jahre 1862 sind Durchblutungsstörungen der Hände im wissenschaftlichen und klinischen Sprachgebrauch unauflöslich mit dem Namen dieses Autors verbunden. Allerdings hat er mit seiner Arbeit, die im Kern aussagt, daß lokale Asphyxie und symmetrische Gangrän rein funktionell, hypersympathikoton-vasospastisch bedingt sind, nicht nur das Tor zur Erforschung peripher-akraler Zirkulationsstörungen aufgestoßen, vielmehr trägt die vorgestellte These bereits den Keim einer im Zeitalter naturwissenschaftlicher Medizin bemerkenswerten Begriffsverwirrung in sich. 125 Jahre intensiver pathophysiologischer, morphologischer, pharmakologischer und klinischer Forschung haben daran wenig zu ändern vermocht. Dies liegt nicht nur an der Komplexizität des Forschungsgegenstandes selbst, sondern sehr stark an der begrifflichen und semantischen Unschärfe der Erstpublikation Maurice Raynauds selbst. Viele Autoren, am eindrücklichsten Allen u. Brown 1932a), haben im Laufe der Zeit immer wieder darauf hingewiesen, daß die Mehrzahl der von Raynaud publizierten Krankheitsfälle sehr heterogen ist und gar nicht der von ihm selbst gegebenen Definition entspricht.

Immerhin findet sich in seiner Arbeit, die als Kernthese das Fehlen einer organischen Arteriopathie bei Asphyxie und symmetrischer Gangrän postuliert, oft keinerlei Angabe über den Pulsstatus; nur 10 der 25 publizierten Krankheitsfälle dürften Raynaud überhaupt aus eigener Anschauung bekannt gewesen sein! So beanstanden Allen und Brown zu Recht: „It is perhaps understandable how such a brilliant investigator presenting evidence of gangrene without organic occlusion of the arteries, could fail to record the status of the peripheral vessels, for some of the records were collected from the literature and the patients were never seen by Raynaud". Man kann heute mit Fug und Recht annehmen, daß die Mehrzahl der von Raynaud in seiner These beschriebenen Krankheitsbilder nicht unter die von ihm gegebene Definition fällt.

Der primäre Sündenfall begrifflicher und semantischer Unschärfen sowie lückenhafter Befunderhebung hatte bei der epochalen Wirkung der Arbeit fast zwangsläufig nachhaltig negative Folgen: Einerseits fehlt bis heute ein allgemein akzeptierter Krankheitsbegriff; andererseits verleitet die Existenz einer scheinbar fundierten klinischen Entität dazu, flüchtig erhobene Befunde und faktisches Nichtwissen mit dem alles abdeckenden, wohltuend unscharfen Begriff „Morbus Raynaud" zu kaschieren.

Allen u. Brown (1932) haben unausgewählt 25 als Morbus Raynaud publizierte Kasuistiken aus der deutsch- und englischsprachigen Literatur analysiert: Nicht ein einziger Fall erfüllt die Kriterien im Sinne der von Raynaud aufgestellten These.

Wenn heute an die Stelle des Begriffs Morbus Raynaud, einer lange Zeit als klinische Entität mißverstandenen akralen Durchblutungsstörung, der des Raynaud-Phänomens, eines Erscheinungsbildes, bzw. des Raynaud-Syndroms, einer Symptomenkonstellation, getreten ist, so trägt dies nur dem tatsächlichen Wissensstand Rechnung.

Unberührt davon bleibt das klinische Bedürfnis, rein funktionelle vasospastische akrale Durchblutungsstörungen von solchen abzugrenzen, die mit einer organischen Arteriopathie einhergehen. So wurde das Begriffspaar primäres und sekundäres Raynaud-Phänomen eingeführt, dessen terminologische Varianten in Tab. 3.1 zusammengestellt sind.

Man sollte Heidrichs Vorschlag folgen und unter einem primären Raynaud-Syndrom bzw. Raynaud-Phänomen eine Vasospastik ohne gleichzeitig erkennbare Grunderkrankung bzw. ohne Fingerarterienverschlüsse verstehen, während unter dem Begriff sekundäres Raynaud-Syndrom bzw. Raynaud-Phänomen vasospastische Erscheinungen bei gleichzeitigem Nachweis einer Grunderkrankung und/oder von Fingerarterienverschlüssen zu subsumieren sind.

Übereinstimmung sollte auch dahingehend erzielt werden, daß von einem Raynaud-Phänomen nur dann zu sprechen ist, wenn Vasospasmen auftreten. Sie werden durch Kälte oder emotionale Belastungen ausgelöst und können durch Wärme oder Pharmaka durchbrochen werden. Eine akrale Ischämie bei Digitalarterienverschlüssen ohne anfallsweise Gefäßspasmen erfüllt die Kriterien eines Raynaud-Phänomens nicht. Gerade gegen diese Abgrenzung wird unablässig verstoßen.

Tabelle 3.1 Terminologie beim Raynaud-Phänomen (nach Heidrich)

Primäres Raynaud-Syndrom (Synonyme)
– Morbus Raynaud
– Raynaudsche Erkrankung
– primärer Raynaud
– Raynaud sui generis
– genuiner Raynaud
– echter Raynaud
– idiopathischer Raynaud
– Maladie de Raynaud benigne
– vasomotische Neurose Raynaud
– Phénomène de Raynaud idiopathique

Sekundäres Raynaud-Syndrom (Synonyme)
– sekundärer Morbus Raynaud
– Raynaud-Phänomen
– symptomatischer Raynaud
– Raynaudsches klinisches Bild
– Syndrom vom Raynaud-Typ

Akutes Raynaud-Syndrom

Chronisches Raynaud-Syndrom

Tabelle 3.2   Mögliche Ursachen eines sekundären Raynaud-Phänomens (nach Heidrich)

Arterienverschlüsse
- Arteriosclerosis obliterans
- Thrombangiitis obliterans
- Embolie

Kollagenosen
- Periarteriitis nodosa
- Lupus erythematodes disseminatus
- Wegner Granulomatose
- progressive Sklerodermie
- CREST-Syndrom
- Sharp-Syndrom
- Dermatomyositis
- chronische Polyarthritis
- Dupuytren Kontraktur
- eosinophile Fasziitis

Neurologische Erkrankungen
- multiple Sklerose
- Neuritis
- Poliomyelitis
- Syringomyelie
- spinale Tumoren
- zerebrale Endangiitis
- apoplektischer Insult
- Kausalgie
- Karpaltunnelsyndrom

Schultergürtelsyndrome
- Scalenus-anterior-Syndrom
- Halsrippe
- Kostoklavikularsyndrom
- Hyperabduktionssyndrom

Wirbelsäulenerkrankungen
- Skoliose
- Arthrose der HWS
- rheumatoide Spondylitis

Lebererkrankungen
- Leberzirrhose

Venöse Verschlüsse
- Achselvenenthrombose

Arteriovenöse Kurzschlüsse
- a. v. Fistel
- Cimino-Shunt

Urämie
- Hämodialyse

Pulmonale Erkrankungen
- primäre pulmonale Hypertonie

Hypotonie

Nicolau-Syndrom
- periphere Embolisierung mit Gangrän nach intramuskulärer Injektion von kristallinem Penicillin usw.

Hämatogene Erkrankungen
- Kälteagglutination
- Kryoglobulinämie
- Polyzythämie
- Paraproteinämie
- (Plasmozytom)

Endokrinologische Erkrankungen
- Hypoparathyreoidismus
- Hypothyreose
- Phäochromozytom

Intoxikationen
- Polyvinylchlorid (PVC)
- Schwermetalle (Arsen, Blei)
- Ergotamine
- Serotonin
- Cyanamid
- Pilztoxine
- Olefin

Medikamentöse Nebenwirkungen
- Clonidin
- Noradrenalin
- hormonale Antikonzeptiva
- Bleomycin
- β-Blocker
- Vinblastin

Traumata
- lokale Verletzungen und Operationen
- berufsbedingte Mikrotraumen (Preßlufthammer, Kettensäge)
- Röntgenstrahlen
- (berufsbedingte lokalthermische Einflüsse)

Paraneoplastische Syndrome
- Karzinome

Thesaurismosen
- Angiokeratoma corporis diffusum (Fabry-Syndrom)

Lymphatische Abflußstörungen
- Yellow nail syndrome

Bakterielle Infektionen
- Entamoeba histolytica

Arterielle Gefäßdysplasien

Vergegenwärtigt man sich das Spektrum möglicher Ursachen eines sekundären Raynaud-Phänomens (Heidrich 1986; Tab. 3.2), so wird deutlich, welches pathogenetische und differentialdiagnostische Spektrum sich hier auftut.

Mit wachsender Erkenntnis über diese ätiopathogenetischen Zusammenhänge hat sich nicht nur die frühere Annahme relativiert, daß vasospastische Phänomene ohne gleichzeitige Grunderkrankung häufiger sind als solche mit definierter Grunderkrankung. Dies trifft mit einer geschätzten Prävalenz von 5% für die Gesamtbevölkerung bzw. 22% für junge Frauen (Olsen u. Nielsen 1978) zwar zu, im klinischen Krankengut aber überwiegt das sekundäre Raynaud-Phänomen (Kallenberg u. Wouda 1980). So zielt heute das diagnostische Bemühen beim Auftreten vasospastischer Phänomene zunächst auf den Ausschluß einer gleichzeitigen Grunderkrankung. Erst wenn dieser Beweis geführt ist, darf die Diagnose „primäres Raynaud-Phänomen" gestellt werden. Dies ist wichtig, weil die Raynaud-Symptomatik erster Hinweis auf eine schwerwiegende Primärerkrankung sein kann und die Etablierung einer pathogenesebezogenen Therapie des sekundären Raynaud-Phänomens unerläßlich ist.

Begriffe wie Raynaud-Syndrom oder Raynaud-Phänomen wären grundsätzlich entbehrlich und leicht durch „vasospastisches Syndrom" zu ersetzen. Wenn dies nicht geschieht, ist es wohl eher die Reverenz vor den epochalen klinischen Fallbeschreibungen Maurice Raynauds als vor einer naturwissenschaftlichen Kriterien verpflichteten Erstbeschreibung.

Primäres Raynaud-Phänomen

Definition

Ein primäres Raynaud-Phänomen darf nur diagnostiziert werden, wenn folgende Kriterien erfüllt sind:
- Es handelt sich um anfallsweise, durch Kälte oder emotionalen Streß ausgelöste Verfärbungen vom vasospastischen Typ.
- Die Verfärbungen treten bilateral auf.
- Sämtliche peripheren Pulse sind tastbar.
- Es fehlt eine Gangränbildung, geringfügige akrale Läsionen kommen nach langer Krankheitsdauer vor.
- Eine Grundkrankheit ist nicht erkennbar.
- Die Symptome werden seit mindestens 2 Jahren beobachtet.

Die klassische Anfallsequenz des Trikolorephänomens „weiß – blau – rot" ist nicht obligat, sie wird eher in der Minderzahl der Fälle beobachtet. In über 90% handelt es sich um Frauen mit Auftreten der Symptomatik zwischen der Pubertät und dem 30. Lebensjahr.

Wichtig ist die Tatsache, daß im Krankheitsverlauf bei Patienten mit primärem Raynaud-Phänomen die Inzidenz einer Grundkrankheit mit einigen Prozenten pro Jahr anzusetzen ist. Wir haben jedenfalls mit einer Gruppe von Kranken zu rechnen, die zwar die oben genannten Kriterien erfüllen, aber nur deshalb, weil die Grundkrankheit noch nicht nachgewiesen werden kann. Aus diesem Grund fordert Mahler (1985) mit Recht, daß Patienten, bei denen beispielsweise kapillarmikroskopische Besonderheiten den Verdacht auf das Vorliegen einer Primärerkrankung wecken, regelmäßig nachzuuntersuchen sind. Man hat davon auszugehen, daß bis zur Manifestation 15−20 Jahre vergehen können (Tab. 3.**3**). Besonders suspekt sind schwere, nichtstationäre Verlaufsformen des Raynaud-Phänomens, seine Erstmanifestation jenseits des 30. Lebensjahres und sein Auftreten bei Männern. Kallenberg spricht von „presumably secondary Raynaud's phenomenon" bzw. einer „presumable systemic disease".

Nach Priollet u. Mitarb. (1987) ist es wahrscheinlich, daß etwa 15−20% der zunächst ohne erkennbare Grunderkrankung erfaßten Raynaud-Phänomene sich später als sekundäres Raynaud-Phänomen erweisen (Abb. 3.**1**).

Ätiologie und Pathogenese

Die Ursache des primären Raynaud-Syndroms sah Raynaud selbst in einer zentralen Tonussteigerung des Sympathikus, während Lewis (1929, 1931) bzw. Lewis u. Pickering (1934) später die These einer lokalen Fehlregulation (local vascular fault) in die Diskussion einführten.

Eine eindeutige Gewichtung zentraler bzw. lokaler Faktoren ist bis heute nicht möglich; allerdings spricht vieles dafür, daß der lokalen Regulationsstörung des Gefäßtonus eine wichtige Bedeutung zukommt. Wahrscheinlich wird ein Entweder–Oder der Situation nicht gerecht. Vielmehr überlagern sich in der anfallsweisen Vasospastik zentrale und lokale Ursachen in wechselnder Konstellation (Freedman u. Mitarb. 1989a).

Der pathogenetische Stellenwert des von Yanagisawa u. Mitarb. 1988 charakterisierten vasokonstriktorisch wirkenden Peptids Endothelin wird sowohl beim primären als auch beim sekundären Raynaud-Phänomen kontrovers beurteilt. Cimminiello u. Mitarb. (1991) sehen in hohen Plasmakonzentrationen eher den Marker einer Endothelschädigung als den Mediator der Vasokonstriktion.

Hämorheologische Untersuchungen und die dynamische Kapillarmikroskopie gaben keine Hinweise auf Unterschiede zwischen gefäßgesunden Probanden und Patienten mit primärem Raynaud-Phänomen. So konnten signifikante Differenzen weder im Hämatokrit und der Erythrozytenaggregation noch bei der Bestimmung der Plasmaviskosität nachgewiesen werden. Auch die Kapillardichte

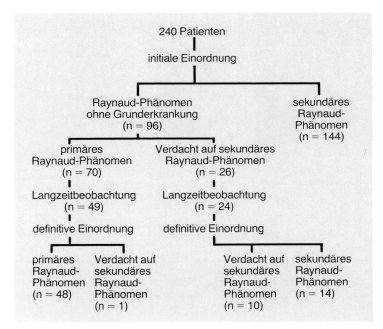

Abb. 3.**1** Langzeitbeobachtung von 73 Kranken mit Raynaud-Phänomen ohne erkennbare Grunderkrankung. Vorläufige und abschließende Einordnung (aus Priollet, P., et al.: Amer. J. Med. 83 [1987] 494).

zeigte in beiden Kollektiven keine Unterschiede; lediglich der Kapillardurchmesser war beim primären Raynaud-Phänomen in allen Kapillarabschnitten leicht erhöht, jedoch weit entfernt von den erhöhten Werten des sekundären Raynaud-Phänomens. Die Fließgeschwindigkeit der Erythrozyten erschien herabgesetzt (Jacobs u. Mitarb. 1987).

Der Arbeitskreis um Lemmens schließt daraus, daß die klinischen Symptome des primären Raynaud-Phänomens hauptsächlich auf einer Störung der Vasomotion beruhen und daß hämorheologische Faktoren keine wesentliche Rolle spielen.

Vereinzelte Mitteilungen über eine leicht erhöhte Plättchenaggregation nach Serotonin- und ATP-Stimulation (Biondi u. Marasini 1989) und einen erhöhten Fibrinogenspiegel beim primären Raynaud-Phänomen (Kallenberg u. Mitarb. 1982b) sowie eine Inhibition der Prostacyclinbildung in der Endothelzellkultur durch Serum von solchen Patienten lassen noch kein Urteil über den pathogenetischen Stellenwert der beschriebenen Phänomene zu.

Pathophysiologie

Die Regulation der Hautdurchblutung, die neben ihrer nutritiven Aufgabe vor allem im Dienst der Thermoregulation steht, wird über den N. sympathicus gesteuert. Die Existenz vasodilatierender Impulse über parasympathische Fasern ist hypothetisch und konnte für die Haut nie nachgewiesen werden. Als Grenzzone des isothermen Organismus zur poikilothermen Außenwelt unterliegt die Haut in ihrer Durchblutung einer außerordentlich großen Variabilität. Diese wird durch die morphologische Besonderheit eines doppelten Kreislaufs gewährleistet: zum einen durch die oberflächlich gelegenen nutritiven Kapillaren, zum anderen durch die tiefer lokalisierten arteriovenösen Shunts. Diese sind dicht mit sympathischen Nervenendigungen besetzt. Der Wärmeaustausch zwischen dem Körper und seiner Umgebung wird ganz überwiegend über diese arteriovenösen Kurzschlüsse reguliert. Bei Kälteeinwirkung oder emotionalem Streß werden die Anastomosen durch vaskonstriktorische Impulse, denen die nutritive

Tabelle 3.**1** Intervall zwischen Beginn einer Raynaud-Symptomatik und Diagnosestellung systemische Sklerose (nach de Trafford et al. 1988)

	Diagnose der systemischen Sklerose bei 137 Patienten mit Raynaud-Phänomen		
	vor	gleichzeitig	nach
< 1 Jahr	0,0 %	−	16,1%
1− 5 Jahre	3,0 %	−	27,0%
6−10 Jahre	0,6 %	−	13,2%
11−20 Jahre	0,08%	−	8,0%
> 20 Jahre	0,0 %	−	5,8%
Gesamt	3,68%	26,3%	70,1%

Strombahn nicht unterliegt, verschlossen. Die Regelgröße ist die Körperkerntemperatur, die über das hypothalamische Wärmezentrum außerordentlich konstant gehalten wird. Fällt die Bluttemperatur im Hypothalamus ab oder wird über afferente Impulse aus thermosensitiven Rezeptoren der Haut eine Abkühlung signalisiert, werden vom Hypothalamus über das Kreislaufzentrum in der Medulla oblongata sympathische vasokonstriktorische Impulse ausgelöst, die den Blutfluß durch die Anastomosen drosseln und damit die Wärmeabgabe des Körpers nachhaltig reduzieren (Abb. 3.2). Die Vasokonstriktion wird so lange anhalten, bis die Bluttemperatur im Hypothalamus wieder ihren Sollwert erreicht hat bzw. die thermosensitiven Rezeptoren der Haut weniger zentripetale Impulse senden.

Beim primären Raynaud-Syndrom vermutete man lange Zeit als Hauptursache eine Verstellung des Sympathikotonus zu höheren Impulsraten. Allerdings konnten Fagius u. Blumberg (1985) im Rahmen intraneuraler Messungen bei primärem Raynaud-Syndrom keine Erhöhung der neuralen sympathischen Impulse im Vergleich zu gefäßgesunden Probanden nachweisen. Sie schließen daraus auf eine lokale Dysregulation bei fehlenden Hinweisen auf eine primäre Sympathikushyperfunktion. In die gleiche Richtung weisen Befunde der Arbeitsgruppe um Freedman, die bei Patienten mit primärem Raynaud-Syndrom auch nach Lidocainblockade der Digitalnerven kälteinduzierte vasospastische Attacken auslösen konnte. Diese Befunde belegen, daß solche paroxysmalen Gefäßspasmen beim primären Raynaud-Phänomen ohne die Vermittlung efferenter peripherer sympathischer Nervenfasern zustande kommen können. Die Autoren sprechen dem sympathischen Nerv aber nicht jede Bedeutung ab; denn in dieser Untersuchungsreihe fanden sich auch 4 unter 11 Patienten, bei denen der Raynaud-Anfall nur in den nichtanästhesierten, nicht aber in den mit Lidocain nerval blockierten Fingern auftrat.

Untersuchungen über Adrenalin- und Noradrenalinspiegel bei primärem Raynaud-Phänomen blieben insgesamt vieldeutig: es fanden sich erhöhte, normale und erniedrigte Werte.

Auch die Tatsache, daß während eines Raynaud-Anfalls keine erhöhte Schweißsekretion zu beobachten ist und die häufigen Rezidive nach kompletter Sympathektomie sprechen gegen eine pathogenetisch dominierende Rolle eines erhöhten Sympathikotonus.

Neben dem Kältereiz stellt die emotionale Belastung das zweite bereits von Raynaud mitgeteilte anfallauslösende Moment dar. Hierbei dürfte der zentralen Fehlsteuerung des Sympathikus allerdings eine dominierende Rolle zukommen. So konnten Mittelmann u. Wolff (1939) in ausgedehnten Untersuchungen zeigen, daß die bei Raynaud-Kranken durch emotionalen Streß in Form von belastenden Interviews ausgelöste Anfallsymptomatik mit einem steilen Hauttemperaturabfall um 13−14°C durch eine Sympathektomie aufgehoben werden konnte (Abb. 3.3). Diese Dominanz einer zentralen Dysregulation liefert auch die Basis für die zunehmend wichtiger werdende psychosomatische und Biofeedbacktherapie des primären Raynaud-Phänomens.

Die Untersuchungen von Halperin u. Mitarb. (1983) zeigten allerdings, daß in Abhängigkeit von der Art der Streßbelastung sehr differente Reaktionen resultieren. So fand sich nach rein mentaler, rechnerischer Aufgabenstellung bei Raynaud-Patienten gegenüber Gesunden eher eine betonte Durchblutungszunahme (Abb. 3.4, 3.5).

Die Theorie der lokalen Fehlregulation geht von einer

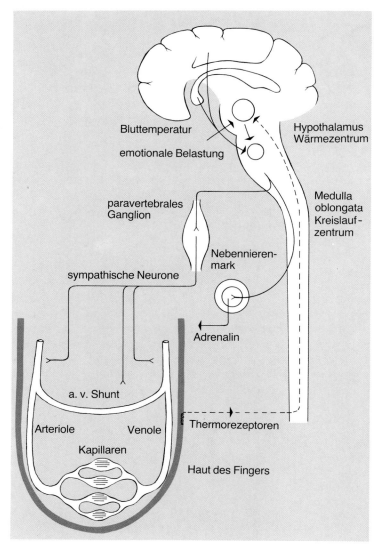

Abb. 3.**2**   Hautdurchblutung und N. sympathicus (nach Shepherd u. Vanhoutte).

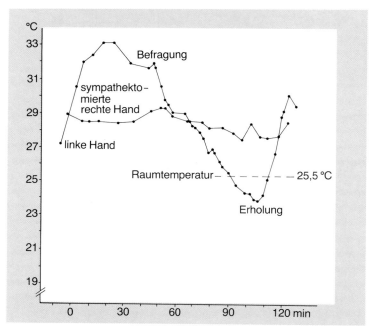

Abb. 3.**3**   Hauttemperatur am Mittelfinger einer Patientin mit primärem Raynaud-Phänomen bei emotional belastendem Interview. Rechts Zustand nach thorakaler Sympathektomie (nach Mittelmann).

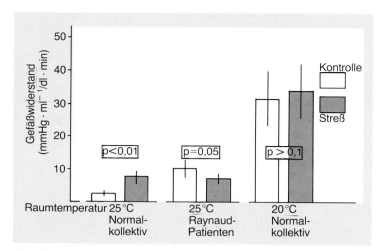

Abb. 3.**4** Peripherer Gefäßwiderstand im Fingerbereich vor und nach mentalem Streß (Kopfrechnen) bei Gefäßgesunden und Kranken mit primärem Raynaud-Phänomen (aus Halperin, J., et al.: Cardiovasc. Res. 17 [1983] 671).

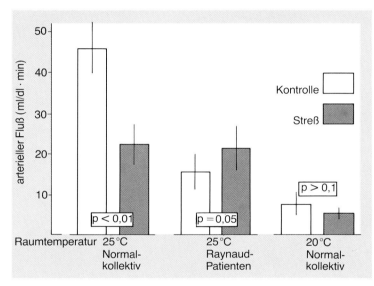

Abb. 3.**5** Fingerdurchblutung vor und nach mentalem Streß (Kopfrechnen) bei Gefäßgesunden und Kranken mit primärem Raynaud-Phänomen (aus Halperin, J., et al.: Cardiovasc. Res. 17 [1983] 671).

Hyperreagibilität der glatten Gefäßmuskulatur auf normale Sympathikusimpulse aus (local vascular fault). Zugrunde liegen könnte eine erhöhte Catecholaminkonzentration an den Synapsen oder eine veränderte Dichte bzw. Empfindlichkeit der Adrenozeptoren.

Nach Wollersheim u. Mitarb. (1987) sind folgende Ursachen einer erhöhten Gefäßmuskelsensitivität gegenüber sympathischen Reizen möglich:
– erhöhte Noradrenalinfreisetzung bei sympathischer Innervation,
– herabgesetzter Catecholaminabbau,
– erhöhte Dichte oder Affinität von α-Adrenozeptoren,
– herabgesetzte Dichte oder Affinität von β_2-Adrenozeptoren,
– Verschiebung im Aktivitäts-Konzentrations-Verhältnis sekundärer Messenger wie cAMP, cGMP und Calcium.
Beim primären Raynaud-Phänomen führt der paroxysmale Vasospasmus zu einer Konstriktion sowohl der Arteriolen als auch der Venolen, was die wächserne Blässe der Finger, meist unter Aussparung des Daumens, bis zu den Fingergrundgelenken auslöst. Beim Vollbild des Anfalls kommt

es, wahrscheinlich im Gefolge einer „anoxischen Paralyse" der Venolen, zu einem Farbumschlag ins Zyanotische. Wenn der Spasmus abklingt, führen angehäufte vasodilatorische Substanzen zu einer Hyperämie mit Hautrötung.

Beim primären Raynaud-Phänomen ist die abnorme Reagibilität der Fingergefäße wahrscheinlich hereditär, die Gefäßwandstrukturen sind völlig unauffällig. Birnstingl (1971) beschreibt bei schweren Verlaufsformen allerdings eine minimale konzentrische Intimaverdickung im Bereich der Digitalarterien und -arteriolen.

Wenngleich weder hämorheologische noch kapillarmikroskopische Untersuchungen (S. 11) im anfallfreien Intervall Unterschiede zwischen Gesunden und Patienten mit primärem Raynaud-Phänomen ergaben, so muß doch betont werden, daß die kälte- oder streßinduzierte paroxysmale Vasospastik dieser Kranken eine schwere Mikrozirkulationsstörung auslöst.

Die vasospastische Einengung der Strombahn führt zu einer starken Strömungsverlangsamung und damit zu einem drastischen Anstieg der Viskosität des Blutes. Während nämlich bei Flüssigkeiten, die dem Gesetz von Newton folgen, die Viskosität bei konstanter Temperatur unabhängig von der Schubkraft bleibt, gilt dies nicht für das Blut, dessen aktuelle Viskosität weitgehend von den treibenden Kräften abhängig ist und bei Strömungsverlangsamung stetig ansteigt. Bei reduziertem Fluß verringert sich also die Fluidität des Blutes, und mit zunehmender Viskosität infolge abnehmender Strömungsgeschwindigkeit des Blutes baut sich ein verhängnisvoller Circulus vitiosus auf, der noch dadurch gefördert wird, daß das Blut in den kutanen Gefäßen alsbald die Umgebungstemperatur annimmt und verstärkt aggregiert. Das Ergebnis ist eine Stase der Blutsäule, der die zyanotische Phase des Raynaud-Phänomens entspricht. Erst eine histaminogene Vasodilatation schafft schließlich die Voraussetzungen dafür, daß der Blutkreislauf in der Endstrombahn überhaupt wieder in Gang gesetzt wird (Lemmens u. Schmid-Schönbein 1985).

Trotz aller hinzugewonnenen experimentellen Befunde und Detailkenntnisse bleibt die Pathophysiologie des primären Raynaud-Syndroms bis heute rätselhaft, wie einer der besten Kenner, J. D. Coffman, 1991 konstatierte.

Diagnostik

Die diagnostische Herausforderung des Raynaud-Phänomens stellen nicht die aufgrund der Anamnese und des klinischen Befundes einschließlich Röntgenuntersuchung der Knochen und der Brustorgane unverdächtigen Krankheitsverläufe dar (Priollet u. Mitarb. 1987), deren Prävalenz bei 3–5% der weiblichen Bevölkerung liegen dürfte, sondern die Patienten mit Verdacht auf das Vorliegen einer noch nicht nachweisbaren Grunderkrankung.

Nach den Untersuchungen von Priollet u. Mitarb. (1985) kommt im Screening neben dem klinischen Befund kapillarmikroskopischen Auffälligkeiten der Nagelfalzregion und dem Nachweis antinukleärer Antikörper zur ätiologischen Abklärung eines Raynaud-Phänomens eine besondere Bedeutung zu (Tab. 3.**4**).

Die klinische und die nichtinvasive apparative Diagnostik des Raynaud-Phänomens unterscheidet sich nicht grundsätzlich von der angiologischen Diagnostik anderer Stromgebiete, trägt aber durch den Einsatz von Provokationstests und serologischen Untersuchungen der wichtigen Unterscheidung funktioneller von organischen Durchblutungsstörungen und der frühestmöglichen Erkennung einer

Tabelle 3.**4** Pathologische Befunde mit einem diagnostischen Minimalprogramm bei suspektem primären Raynaud-Phänomen und bei sekundärem Raynaud-Phänomen (nach Priollet)

| | Ergänzend zum klinischen Befund | | | |
	± ANA	± Kapillarmikroskopie	± ANA ± Kapillarmikroskopie	± ANA ± Kapillarmikroskopie ± Rö. Hände ± Rö. Lunge
Suspektes primäres Raynaud-Phänomen (n = 37)	86%	81%	95%	100%
Sekundäres Raynaud-Phänomen (n = 50)	98%	96%	98%	98%
Suspektes primäres + sekundäres Raynaud-Phänomen (n = 87)	88,5	89,6	96,5	98,8

$p < 0,05$ (zwischen ± ANA und ± ANA ± Kapillarmikroskopie)
ns (zwischen ± ANA und ± Kapillarmikroskopie) — $p < 0,05$ (zwischen ± Kapillarmikroskopie und ± ANA ± Kapillarmikroskopie) — ns (zwischen ± ANA ± Kapillarmikroskopie und letzter Spalte)

ANA = antinukleäre Antikörper

zugrundeliegenden Primärerkrankung besondere Rechnung.

Die extrem hohe, im Dienste der Thermoregulation stehende Variabilität der akralen Hautdurchblutung und die Breite der individuellen Normvarianten, die anlagebedingt sind, erschweren die Unterscheidung zwischen funktionellen und organischen Perfusionsstörungen; dies um so mehr, als alle Organoangiopathien an den Händen von einer mehr oder weniger ausgeprägten vasospastischen Komponente überlagert sein können; das gilt insbesondere für die Thrombangiitis obliterans.

Andererseits ist das Gefäßsystem der Hände wie kein anderes der klinischen und nichtinvasiven apparativen Untersuchung einschließlich der Kapillarmikroskopie zugänglich.

Im Anfallstadium, das sich in aller Regel unter Laborbedingungen auch durch Kälteeinwirkung nicht provozieren läßt, gibt der symmetrische Befall der Finger unter Aussparung der Daumen einen wichtigen Hinweis auf ein primäres Raynaud-Phänomen (Abb. 3.**6**, Farbtafel I), der sich beim Auftreten der klassischen Sequenz Blässe – Zyanose – Rötung (S. 10) noch erhärtet. Andererseits ist die isolierte paroxysmale Blässe eines einzelnen Fingers als Digitus mortuus alles andere als beweisend für eine organische Arteriopathie.

Wichtig als einfachster Provokationstest ist die Faustschlußprobe, die insbesondere in der Phase der reaktiven Hyperämie ein getreues Abbild einer organischen Minderperfusion der Akren abgeben kann.

Der Nachweis auch der geringsten trophischen Störung im Akralbereich als Teil eines Raynaud-Phänomens ist stets äußerst suspekt auf eine organische Arteriopathie. Der Verdacht bleibt so lange bestehen, bis diese mit Sicherheit – und das heißt arteriographisch – ausgeschlossen worden ist.

Große Aufmerksamkeit verdient, im Kontext mit der Faustschlußprobe, die Hauttemperatur, wobei man auf longitudinale und horizontale Temperatursprünge im Bereich der Hand bzw. zwischen einzelnen Fingern ebenso wie im Seitenvergleich achtet. Der Kältetest in all seinen Varianten (Van de Wal u. Mitarb. 1987), der den Patienten deutlich belastet, dient nicht der Auslösung eines Raynaud-Anfalls, sondern der Bestimmung der Wiedererwärmungszeit in der Topographie der Hand (Abb. 3.**7**). Verzögert sich die Wiedererwärmung an einzelnen Fingern deutlich, so verdichtet sich der Verdacht auf eine organische Komponente des Raynaud-Phänomens.

Wegen des Diskomforts bevorzugen wir die Messung der systolischen Drücke der radialen und ulnaren Fingerarterien und der Fingerkuppenregion; die dopplersonographische Untersuchung wird durch die Messung der brachialen, radialen und ulnaren systolischen Drücke sowie des systolischen Druckes über dem Hohlhandbogen komplettiert. Die so gewonnene Kartierung der intravasalen Drücke ist der funktionsorientierten akralen Plethysmographie insofern überlegen, als mit ihr sicher zwischen radialen und ulnaren Digitalarterien differenziert werden kann. Die Möglichkeit der Messung falsch hoher Drücke durch eine Mediasklerose ist an der oberen Extremität zu vernachlässigen.

Die akrale Pulskurvenschreibung, wegen fehlender Druckeinwirkung auf die Fingerarterien am aussagekräftigsten als Lichttransmissionsplethysmographie, gewinnt einen hohen diagnostischen Stellenwert durch die Möglichkeit, die Morphologie der Pulswelle zu studieren und durch Wärmeapplikation bzw. Verabreichung vasoaktiver Substanzen wie Nitroglycerin zu analysieren.

Bei Vasospastik zeigt die Pulskurve einen abgeflachten Verlauf mit verlängerter Anstiegszeit und Gipfelabrundung sowie aufgehobener Dikrotie im abfallenden Kurvenschenkel. In ausgeprägten Fällen kann die Pulskurve nicht mehr von Kollateralpulsen unterschieden werden (Abb. 3.**8a**). Unter Nitroglycerinwirkung, bukkal appliziert, gewinnt die vasospastische Pulskurve in wenigen Minuten ihre altersphysiologische Form zurück (Abb. 3.**8b**), wenn es sich um eine Vasospastik handelt; dies gilt sogar für den Extremfall einer anarchen Pulskurve. Falsch negative Befunde sind allerdings bei den nicht ganz seltenen einseitigen Digitalarterienverschlüssen oder bei hochwertigen Kollateralüberbrückungen, wie man sie nicht selten bei der chronischen Polyarthritis sieht, möglich.

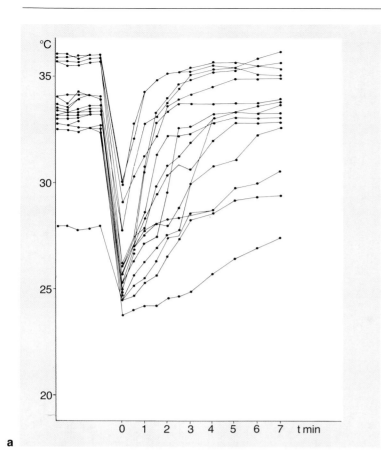

a

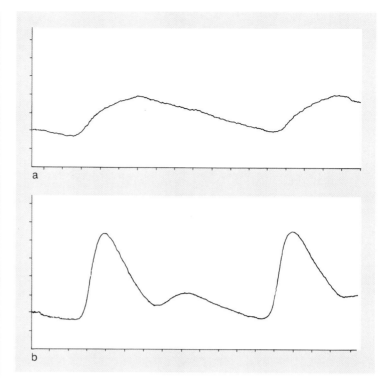

Abb. 3.**8a–b**   Lichttransmissionsplethysmographie des Zeigefingers bei primärem Raynaud-Phänomen.

a Vor, **b** nach Nitroglycerin bukkal.

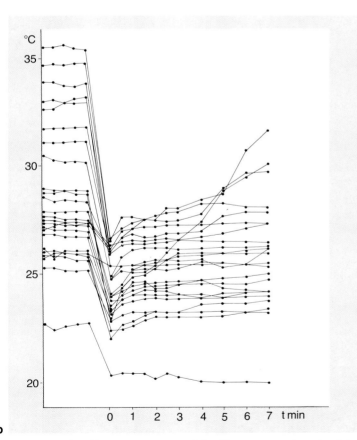

b

Abb. 3.**7a–b**   Hauttemperatur am Mittelfinger vor und nach mildem Kältereiz (1 min 20°C Wasserbad). 0 = Ende des Reizes.

a Gefäßgesunde Frauen, **b** Patienten mit Raynaud-Phänomen (aus Bull, M. L., et al.: Int. Angiol. 5 [1986] 39).

Die Kapillarmikroskopie bleibt im allgemeinen angiologisch orientierten Zentren vorbehalten. Sie hat aber insbesondere mit der Nachweismöglichkeit von Riesenkapillaren bei der systemischen Sklerose und von Büschelkapillaren beim Lupus erythematodes einen festen Stellenwert in der nichtinvasiven Diagnostik des Raynaud-Phänomens, der über die Abschätzung mikrozirkulatorischer Funktionsstörungen hinausgeht, gewonnen (Fitzgerald u. Mitarb. 1988). Nach Priollet u. Mitarb. (1987) ist sie sogar ein Screeningverfahren zur Unterscheidung zwischen einem primären und einem sekundären Raynaud-Phänomen. Dem dürften vielerorts allerdings logistische Probleme entgegenstehen, da man nicht nur über eine hochwertige Untersuchungseinrichtung, sondern auch die entsprechende Erfahrung verfügen muß.

Der Stellenwert der Laser-Doppler-Flowmetrie und der P_{O_2}-Messung an der Hautoberfläche in der Raynaud-Diagnostik kann noch nicht abschließend beurteilt werden. Clearancemessungen mit Radionukliden haben keinen Eingang in die Klinik gefunden.

Im serologischen und hämostaseologischen diagnostischen Spektrum ist die Bestimmung antinukleärer Antikörper besonders wichtig (Kallenberg u. Mitarb. 1980, 1982a), da sich in einem sekundären Raynaud-Phänomen am häufigsten eine systemische Sklerose manifestiert (Tab. 3.**3**). Daneben treten weitere immunologische Untersuchungen zum Ausschluß einer Kollagenose. Unter den hämostaseologischen Parametern ist die Fahndung nach Kälteagglutininen von herausragender Bedeutung (Tab. 3.**5**).

Die ungezielte Gefäßbiopsie aus Haut und Muskel trägt zur diagnostischen Abklärung eines Raynaud-Phänomens wenig bei; anders verhält es sich mit den nach Arteriographie gezielt gewonnenen Gefäßbiopsien im Übergangsbereich von Stenosen zu Verschlußstrecken. Die Gefäßbiopsie ist nur wissenschaftlich begründbar und des-

1. Anamnese	– Anfallart, -auslösung, -häufigkeit – Medikation – berufliche Exposition	
2. Inspektion, Palpation	– Puls, Temperatur	
3. Einfache Funktionsproben	– Faustschlußprobe – Allen-Test – Adson-Test	

4. Apparative Messungen	– Bestimmung des systolischen Druckes (Doppler,
	  Verschlußplethysmographie), u. U. mit Kältereiz
	– Doppler-Spektrumanalyse
	– akrale Volumenplethysmographie,
	  u. U. mit Wärme- oder Nitrotest
	– Hauttemperaturkältetest mit Bestimmung der Wieder-
	  erwärmungszeit der Finger	

5. Kapillarmikroskopie	– Nagelfalzkapillaren – Strömung – Morphologie	
6. Röntgen	– Hände, Thorax – Ösophagusbreischluck	
7. Lungenfunktionsprüfung	– Compliance – Diffusionskapazität	
8. Laboruntersuchungen	– Blutbild, BSG, Hämatokrit – Rheumafaktoren – antinukleäre Antikörper – Kryoglobuline, Kälteagglutinine – Plasmaviskosität	

halb in aller Regel auf Amputate beschränkt. In der Klinik ist sie wegen Infektionsgefahr und möglicher Nekrosenbildung im allgemeinen kontraindiziert.

Da die gängigen Untersuchungsverfahren bei der Analyse eines Raynaud-Phänomens eine organische Arteriopathie zwar vermuten, nicht aber mit ausreichender Sicherheit erkennen lassen – eine Arteriopathie schließt ein primäres Raynaud-Phänomen aus –, ist die Handarteriographie gerade bei den Patienten, die auf eine Grunderkrankung bzw. eine organische Digitalarterienläsion verdächtig sind (suspected secondary Raynaud's phenomenon), richtungweisend.

Mit Recht betont Heidrich (1986), daß der zweifelsfreie Ausschluß oder Nachweis eines Arterienverschlusses nur durch eine Angiographie, die treffsicherer ist als alle indirekten Meßmethoden, möglich ist. Dabei kommt es naturgemäß nicht nur auf den Nachweis eines Gefäßverschlusses, sondern auch auf die Erkenntnis seiner Art, seiner Ausdehnung und seiner Kompensation an.

Die Basisangiographie zeigt eine mehr oder weniger stark ausgeprägte Vasospastik mit hochgradiger fadenförmiger Engstellung der Gefäße des Unterarmes und der Hand. Die Einstromphase des Kontrastmittels ist erheblich verzögert. Meist wird eine akrale Füllung nicht erreicht. Die Gefäßfüllung in der späten Phase des Angiogramms schwankt zwischen den distalen Unterarmgefäßen und dem proximalen Verlauf der Digitalarterien. Das Kontrollangiogramm nach intraarterieller Gabe eines gefäßerweiternden Medikamentes zeigt dann in den meisten Fällen die verbesserte Einstromphase mit einer jetzt meist nachweisbaren akralen Füllung. Der Gefäßtonus kann auch in diesem Untersuchungsstadium in vielen Fällen noch erhöht sein (Abb. 3.**9**–3.**11**). Die besondere Problematik bei dieser Gefäßsituation liegt darin, daß sich dahinter noch immer der Vorläufer einer organischen Arteriopathie verbergen kann.

Literatur

Allen, E. V., G. E. Brown: Raynaud's disease: a critical review of minimal requisites for diagnosis. Amer. J. med. Sci. 183 (1932a) 187–200

Allen, E. V., G. E. Brown: Raynaud's disease affecting men. Ann. intern. Med. 5 (1932b) 1384–1386

Arntz, I. E., H. J. C. M. van de Wal, P. F. F. Wijn, S. H. Skotnicki: Quantitative assessment of vasospasm by Doppler spectrum analysis in patients with primary Raynaud's phenomenon. Europ. J. vasc. Surg. 1 (1987) 19–28

Belch, J. J. F., J. Drury, K. McLaughlin, A. O'Dowd, J. Anderson, R. D. Sturrock, C. D. Forbes: Abnormal biochemical and cellular parameters in the blood of patients with Raynaud's phenomenon. Scot. med. J. 32 (1987) 12–14

Biondi, M. L., B. Marasini: Abnormal platelet aggregation in patients with Raynaud's phenomenon. J. clin. Pathol. 42 (1989) 716–718

Biondi, M. L., B. Marasini, C. Bassanti, A. Agostino: Increased plasma endothelin levels in patients with Raynaud's phenomenon. New Engl. J. Med. 324 (1991) 1139–1140

Birnstingl, M.: The Raynaud syndrome. Postgrad. med. J. 47 (1971) 297–310

Birnstingl, M.: Raynaud's syndrome: diagnosis and management. Brit. J. Hosp. Med. 21 (1979) 602–611

Blunt, R. J., J. M. Porter: Raynaud Syndrome. Semin. Arthr. Rheum. 10 (1981) 282–308

Boccalon, H., M. C. Ginestet-Venerandi, P. Puel: Phénomène de Raynaud, Doppler au laser, caisson isotherme. Exploration de sujets normaux et pathologiques. J. Malad. vasc. 10 (1985) 11–16

Boccalon, H. J. L., M. C. Marguery, M. C. Ginestet, P. F. Puel: Laser-Doppler flowmeter and standardized thermal test in normals and Raynaud's phenomenon. Int. Angiol. 6 (1987) 107–118

Bounameaux, H. M., H. Hellemans, R. Verhaege: Digital pressure and flow measurement upon local cooling in Raynaud's disease. Effect of naftidrofuryl. Int. Angiol. 5 (1986) 39–44

Bull, M. L., M. J. Evans, R., Gupta, M. J. Grigg, A. N. Nicolaides: The assessment of Raynaud's phenomenon using a radiation thermometer and a mild cold (20 C) stress test. Int. Angiol. 5 (1986) 237–242

Campbell, P. M., E. C. LeRoy: Raynaud phenomenon. Semin. Arthr. Rheum. 16 (1986) 92–103

Carter, St. A., E. Dean, E. A. Kroeger: Apparent finger systolic pressures during cooling in patients with Raynaud's syndrome. Circulation 77 (1988) 988–996

Catchpole, B. N.: Raynaud phenomenon: the Jepson classification. Aust. N. Z. J. Surg. 60 (1990) 289–292

Christol, R., J. Debray: Débitmétrie digitale par Plétysmographie avec occlusion veineuse dans le phénomène de Raynaud. J. Malad. vasc. 11 (1986) 85–89

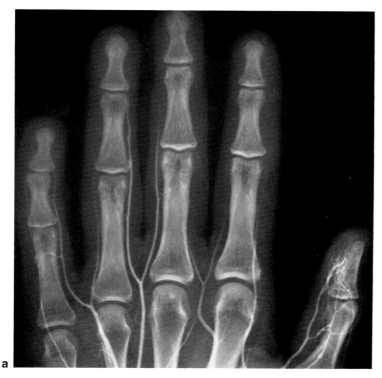

a

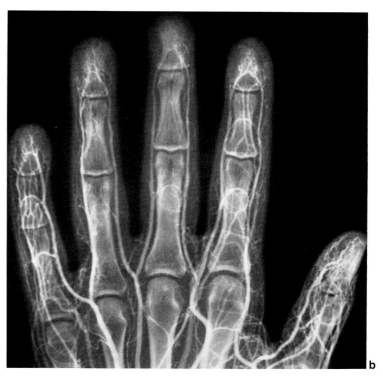

b

Abb. 3.**9a−b**   Arteriographie der linken Hand.

a Vor i. a. Priscol-Gabe. Tonuserhöhung der arteriellen Strombahn mit zunehmender Engstellung der Gefäße im digitalen Bereich. Fadenförmige Darstellung mit Verdämmerung der digitalen Gefäße im distalen Verlauf. Fehlende akrale Füllung.

b Kontrollangiographie nach i. a. Priscol-Gabe. Normales Handarteriogramm. Regelrechte Darstellung der gesamten arteriellen Strombahn mit gleichmäßiger, zeitgerechter akraler Füllung. Venöser Rückfluß.

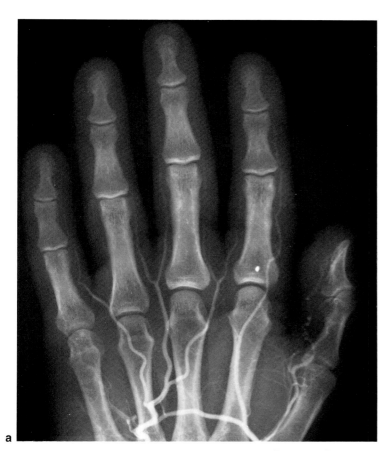

a

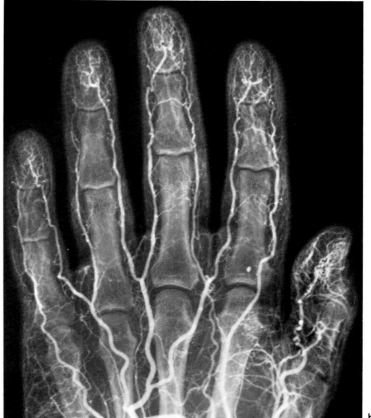

b

Abb. 3.**10a−b**   32jähriger Patient mit primärem Raynaud-Syndrom. Arteriographie der rechten Hand.

a Basisangiogramm vor i. a. Priscol-Gabe. Tonuserhöhung der Mittelhand- und Digitalarterien. Zunehmende fadenförmige Engstellung und Verdämmerung der Digitalarterien im mittleren Verlauf. Fehlende Füllung der Gefäße im distalen Verlauf. Fehlende akrale Füllung.

b Kontrollangiogramm nach i. a. Priscol-Gabe. Gleichmäßige, zeitgerechte akrale Füllung mit vollständiger und regelrechter Darstellung der Gefäße des Unterarmes, der Mittelhand und der Digitalarterien. Gleichmäßige akrale Füllung. Beginnender venöser Rückfluß.

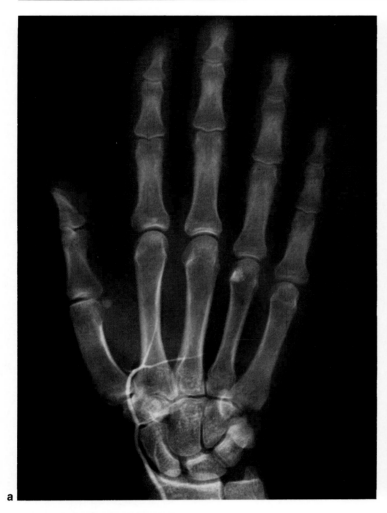

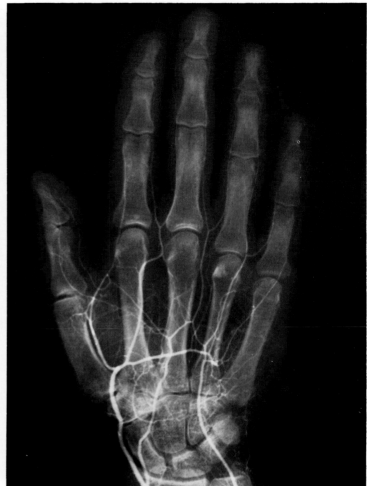

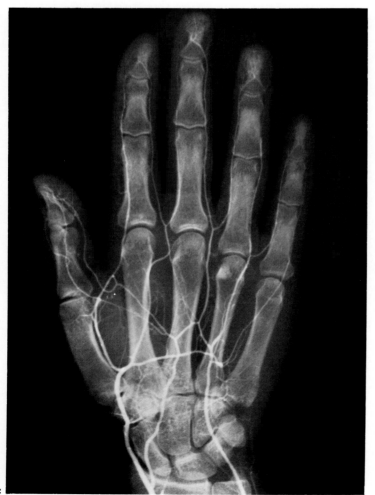

Abb. 3.**11a–c**   39jährige Patientin. Nichtraucherin. Seit Jahren zunehmend kalte Hände, besonders bei niedrigen Außentemperaturen.

a Arteriographie vor i. a. Priscol-Gabe. Späte arterielle Phase. Stark verzögerte Füllung der großen Unterarmgefäße, der A. radialis bis zum tiefen Hohlhandbogen, der A. ulnaris und der A. interossea bis in Höhe des Handgelenks. Keine Füllung der Gefäße der Mittelhand und Phalangen.

b Erste Kontrollserie nach i. a. Priscol-Gabe (1 mg). Verbesserte Einstromphase. Allgemeine Gefäßtonuserhöhung. Vollständige Darstellung der Gefäße des Unterarmes bis zum Hohlhandbogen und der Mittelhandarterien. Fadenförmige, gleichmäßige Füllung der Digitalarterien mit verzögerter akraler Füllung.

c Kontrollserie nach weiterer i. a. Priscol-Gabe (1,5 mg). Gleiche Zeitphase wie **b**. Bei zunehmend verbesserter Einstromphase vollständige Darstellung der Gefäße des Unterarmes, der Mittelhand und der Phalangen mit gleichmäßiger akraler Füllung. Allgemeine Gefäßtonuserhöhung mit Engstellung und Streckung der Digitalarterien.
Beurteilung: Primäres Raynaud-Phänomen. Keine organischen Gefäßwandveränderungen.

Cimminiello, C., M. Milani, T. Uberti, G. Arpaja, S. Perolini, G. Bonfardeci: Endothelin, vasoconstriction, and endothelial damage in Raynaud's phenomenon. Lancet 337 (1991) 114−115

Coffman, J. D.: The enigma of primary Raynaud's disease. Circulation 80 (1989) 1089−1090

Coffman, J. D.: Raynaud's phenomenon. Hypertension 17 (1991) 593−602

Cooke, E. D., S. A. Bowcock, A. T. Smith: Photoplethysmography of the distal pulp in the assessment of the vasospastic hand. Angiology 36 (1985) 33−40

Corbin, D. O. C., D. A. Wood, E. Housley: An evaluation of finger systolic-pressure response to local cooling in the diagnosis of primary Raynaud's phenomenon. Clin. Physiol. 5 (1985) 383−392

Cotton, L. T., O. Khan: Raynaud's phenomenon: a review. Int. Angiol. 5 (1986) 215−236

Engelhart, M., J. K. Kristensen: Raynaud's phenomenon: blood supply to fingers during indirect cooling, evaluated by laser Doppler flowmetry. Clin. Physiol. 6 (1986) 481−488

Engelhart, M., J. K. Kristensen: Colour changes during Raynaud's phenomenon and finger blood supply during direct and indirect cooling procedures. Clin. exp. Dermatol. 12 (1987) 339−342

Ernst, E.: Raynaud-Phänomen. Münchn. med. Wschr. 123 34 (1981) 1265

Fagius, J., H. Blumberg: Sympathetic outflow to the hand in patients with Raynaud's phenomenon. Cardiovasc. Res. 19 (1985) 249−253

Fitzgerald, O., E. V. Hess, G. T. O'Connor, G. Spencer-Green: Prospective study of the evolution of Raynaud's phenomenon. Amer. J. Med. 84 (1988) 718−726

Freedman, R. R., M. D. Mayes, S. C. Sabharwal: Induction of vasospastic attacks despite digital nerve block in Raynaud's disease and phenomenon. Circulation 80 (1989a) 859−862

Freedman, R. R., S. C. Sabharwal, N. Desai, P. Wenig, M. Mayes: Increased α-adrenergic responsiveness in idiopathic Raynaud's disease. Arthr. and Rheum. 32 (1989b) 61−65

Gasser, P.: Die Bedeutung funktioneller Vasospasmen. Dtsch. med. Wschr. 114 (1989) 107−115

Halperin, J., R. A. Cohen, J. D. Coffman: Digital vasodilatation during mental stress in patientes with Raynaud's disease. Cardiovasc. Res. 17 (1983) 671−677

Happersberger, R., H. Heidrich: Kontaktplattenthermographie mit Kälteprovokationstests in der Diagnostik des Raynaud-Phänomens. Vasa 19 (1990) 112−118

Heidrich, H.: Das Raynaud-Phänomen. Hospitalis 56 (1986) 676−680

Jacobs, J. J. H. M., H. A. J. Lemmens, R. S. Reneman: Haemorheology and dynamic capillary microscopy. Vasa, Suppl. 18 (1987) 28−31

Jepson, R. P.: Raynaud's phenomenon − a review of the clinical problem. Ann. roy. Coll. Surgns. Engl. 9 (1951) 35−51

Kallenberg, C. G. M., A. A. Wouda, T. H. The: Systemic involvement and immunological findings in patients presenting with Raynaud's phenomenon. Amer. J. Med. 69 (1980) 675−680

Kallenberg, C. G. M., G. W. Pastoor, A. A. Wouda, T. H. The: Antinuclear antibodies in patients with Raynaud's phenomenon: clinical significance of anticentromere antibodies. Ann. rheum. Dis. 41 (1982a) 382−387

Kallenberg, C. G. M., E. Vellenga, A. A. Wouda, T. H. The: Platelet activation, fibrinolytic activity and circulating immune complexes in Raynaud's phenomenon. J. Rheumatol. 9 (1982b) 878−884

Kanno, K., Y. Hirata, T. Emori, K. Ohta, M. Shichiri, S. Shinohara, Y. Chida, S. Tomura, F. Marumo: Endothelin and Raynaud's phenomenon. Amer. J. Med. 90 (1991) 130−132

Krähenbühl, B., S. L. Nielsen, N. A. Lassen: Closure of digital arteries in high vascular tone states as demonstrated by measurement of systolic blood pressure in the fingers. Scand. J. clin. Lab. Invest. 37 (1977) 71−76

Lemmens, H. A. J.: Raynaud-Phänomen − Asphyxia manus et digitorum; digitus mortuus sive digitus moriens. Vasa 6 (1977) 295−299

Lemmens, H. A. J.: Historical review of Raynaud's phenomenon nomenclature and pathophysiology. Vasa, Suppl. 18 (1987) 10−14

Lemmens, H. A. J., H. Schmid-Schönbein: Pathophysiologische Mechanismen des Raynaudphänomens. In Häring, R.: Deutsche Gesellschaft für Angiologie, Jahrestagung 1985. Demeter, Gräfelfing 1985 (S. 373−376)

Levy, J. M.: Prostaglandin E1 in hand angiography. Amer. J. Radiol. 141 (1983) 1043−1046

Lewis, T.: Experiments relating of the peripheral mechanism involved in spasmodic arrest of the circulation in the fingers, a variety of Raynaud's disease. Heart 15 (1929) 7−101

Lewis, T.: Supplementary notes upon the reactions of the vessels of the human skin to cold. Heart 15 (1931) 351−358

Lewis, T., G. W. Pickering: Observations upon maladies in which the blood supply to digits ceases intermittently or permanently. Clin. Sci. 1 (1934) 327−366

Mahler, F.: Raynaud-Symptomatik: Diagnostik und Therapie. Ther. Umsch. 42 (1985) 671−677

McGrath, M. A., R. Penny: The mechanisms of Raynaud's pehnomenon. Med. J. Aust. 2 106 (1975) 367−375

Mittelmann, B., H. G. Wolff: Affective states and skin temperature: Experimental study of subjects with „cold hands" and Raynaud's syndrome. Psychosom. Med. 1 (1939) 271−292

Ohgi, Sh., D. J. Moore, R. D. Miles, A. Lambeth, L. Mc Allister, D. S. Summer: Physiology of the peaked finger pulse in normal and cold-sensitive subjects. J. vasc. Surg. 3 (1986) 516−522

Olsen, N., S. L. Nielsen: Prevalence of primary Raynaud phenomena in young females. Scand. J. clin. Lab. Invest. 37 (1978) 761−764

Porter, J. M., R. L. Snider, E. J. Bardana, J. Rösch, L. R. Eidemiller: Diagnosis and treatment of Raynaud's phenomenon. Surgery 77 (1975) 11−23

Pringle, R., D. N. Walder, J. P. A. Weaver: Blood viscosity and Raynaud's disease. Lancet 1965/I, 1086−1089

Priolett, P., P. Yeni, M. Vayssairat, P. Segond, F. Tallon, E. Housset: Bilan étiologique minimum des phénomènes de Raynaud. Presse méd. 14 (1985) 1999−2003

Priollet, P., M. Vayssairat, E. Housset: How to classify Raynaud's phenomenon. Amer. J. Med. 83 (1987) 494−498

Raynaud, M.: De l'asphyxie locale et de la grangrène des extrémités. Thèse, Paris 1862

Rösch, J., J. M. Porter: Hand arteriography and Raynaud's syndrome. Fortschr. Röntgenstr. 127 (1977) 30−37

Rustin, M. H. A., H. A. Bull, S. J. Machin, O. Koro, P. M. Dowd: Serum form patients with Raynaud's phenomenon inhibits prostacyclin production. J. invest. Dermatol. 89 (1987) 555−559

Sarkozi, J., A. A. M. Bookman, P. Lee, E. C. Keystone, M. J. Fritzler: Significance of anticentromere antibody in idiopathic Raynaud's syndrome. Amer. J. Med. 83 (1987) 893−898

Smits, P., H. Hofmann, F. Rosmalen, H. Wollersheim, T. Thien: Endothelin-1 in patients with Raynaud's phenomenon. Lancet 337/I (1991) 236

de Takats, G., E. F. Fowler: The neurogenic factor in Raynaud's phenomenon. Surgery 51 (1962) 9−18

de Trafford, J. C., K. Lafferty, C. E. Potter, V. C. Roberts, L. T. Cotton: An epidemiological survey of Raynaud's phenomenon. Europ. J. vasc. Surg. 2 (1988) 167−170

Vanhoutte, D. M., W. J. Janssens: Thermosensitivity of cutaneous vessels and Raynaud's disease. Amer. Heart J. 100 (1980) 263−265

Wagner, H. H., K. Alexander: Der differentialdiagnostische Stellenwert des Handarteriogramms beim primären und sekundären Raynaud-Syndrom. Fortschr. Röntgenstr. 142 (1985) 10−18

Van de Wal, H. J. C. M., P. F. F. Wijn, H. J. J. van Lier, W. G. H. J. Kneepkens, S. H. S. Skotnicki: Noninvasive hemodynamic assessment of vasospasm in patients with primary Raynaud's phenomenon. Angiology 38 (1987) 315−332

Walmsley, D., J. D. Goodfild: Evidence for an abnormal peripherally mediated vascular response to temperature in Raynaud's phenomenon. Brit. J. Rheumatol. 29 (1990) 181−184

Wigley, F. M., R. Malamet, R. A. Wise: Reproducibility of cold provocation in patients with Raynaud's phenomenon. J. Rheumatol. 14 (1987) 751−755

Willerson, J. T., R. H. Thompson, P. Hookmann, J. Herdt, J. L. Decker: Reserpine in Raynaud's phenomenon. Short-term response to intraarterial injektion. Ann. intern. Med. 72 (1970) 17−27

Wise, R. A., F. M. Wigley, R. Malamet: Digital pressure-flow relationships in subjects with Raynaud's phenomenon. Angiology 36 (1985) 596−602

Wollersheim, H., T. Cleophas, Th. Thien: The role of the sympathetic nervous system in the pathophysiology and therapy of Raynaud's phenomenon. Vasa, Suppl. 18 (1987) 54−63

Wollersheim, H., J. Reyenga, Th. Thien: Laser Doppler velocimetry of fingertips during heat provocation in normals and in patients with Raynaud's phenomenon. Scand. J. clin. Lab. Invest. 48 (1988) 91−95

Wollersheim, H., T. Thien, M. H. Hoet, W. J. van Venrooy: The diagnostic value of several immunological tests for anti-nuclear antibody in predicting the development of connective tissue disease in patients presenting with Raynaud's phenomenon. Europ. J. clin. Invest. 19 (1989) 535−541

Wouda, A. A.: Raynaud's phenomenon. Acta med. scand. 201 (1977) 519−523

Wouda, A. A.: Raynaud's phenomenon. Classification and definitions. Vasa, Suppl. 18 (1987) 4−9

Yanagisawa, M., H. Kurihara, S. Kimura, Y. Tomobe, M. Kobayashi, Y. Mitsui, Y. Yazaki, K. Goto, T. Masaki: A novel potent vasoconstriktor peptide produced by vascular endothelial cells. Nature 332 (1988) 411−415

Zamora, M. R., R. F. O'Brien, R. Rutherford, J. Weil: Serum endothelin-1 concentrations and cold provocation in primary Raynaud's phenomenon. Lancet 336 (1990) 1144−1147

Arzneimittelinduziertes Raynaud-Phänomen

Unter den arzneimittelinduzierten Durchblutungsstörungen der Hände sind am bedeutsamsten die bei Ergotamin- und Zytostatikatherapie. In beiden Fällen ist ein Übergang vom Arterienspasmus in eine obliterierende organische Arteriopathie möglich und beschrieben worden.

Ergotismus

Definition und Häufigkeit

Beim Ergotismus handelt es sich um durch ergotaminhaltige Migränemittel oder im Rahmen einer Thromboseprophylaxe durch Heparin-DHE-Präparate ausgelöste langanhaltende Spasmen muskulärer Arterien, die bei fortbestehender Intoxikation zur sekundären Appositionsthrombose mit Gangränbildung führen können. Dabei finden sich als pathologisch-anatomisches Substrat eine Intima- und Mediafibrose sowie Fragmentationen der elastischen Fasern. Mit vaskulären Intoxikationserscheinungen ist bei 0,01% der mit Ergotamin behandelten Migränepatienten zu rechnen. Es handelt sich meist um junge Patienten, Frauen sind fünfmal häufiger betroffen als Männer. Gatterer (1986) beobachtete bei 4 von 231 Patienten mit Heparin-DHE-Prophylaxe einen Ergotismus, das entspricht etwa 2%.

Ätiologie und Pathogenese

Das Auftreten ergotamininduzierter Vasospasmen scheint eine prävalente vasokonstriktorische Komponente vorauszusetzen. Prädisponierende Faktoren sind eine Leber- und Niereninsuffizienz, Fieber, Sepsis, aber auch vorbestehende Gefäßerkrankungen, z. B. bei starkem Zigarettenkonsum. Daneben scheinen Polytraumatisierte zu hoher Ergotaminempfindlichkeit zu neigen, so daß sich bei diesen Kranken eine Heparin-DHE-Prophylaxe verbietet.

Diagnostik

Die klinische Symptomatik entspricht einer arteriellen Verschlußkrankheit der Arme und Beine bis zum Befall aller vier Extremitäten. Aber auch viszerale und zerebrale Manifestationen sind beschrieben worden. Bei peripheren Durchblutungsstörungen ist die Haut kühl und blaßlivide. Im Stadium der Dekompensation finden sich schmerzhafte Nekrosen, vor allem im Akralbereich.

Arteriographie

Im Angiogramm erscheinen die Arterien fadenförmig enggestellt, sie verdämmern nach peripher oder zeigen abrupte Kontrastmittelabbrüche. Nur selten sieht man segmentale Spasmen. Charakteristisch sind glatte Wandkonturen und das Fehlen plaqueförmiger Wanddefekte (Abb. 3.**12**).

Abb. 3.**12a—d**   30jährige Patientin. Über 15 Jahre Migränetherapie ▶ unter anderem mit ergotaminhaltigen Präparaten. Seit 2 Jahren zunehmend Kälteempfindlichkeit beider Füße. Seit 1 Jahr Raynaud-Phänomen beider Hände. Einweisung wegen trophischer Störungen im Bereich des linken Vorfußes.
Arteriographie der linken Hand: Vor i. a. Priscol-Gabe keine Darstellung der Mittelhand- und Digitalarterien.

a Nach i. a. Priscol-Gabe (1 mg). Generalisierte Tonuserhöhung der dargestellten Arterien des Unterarmes, der Mittelhand und der Phalangen mit fadenförmiger Engstellung der Aa. digitales palmares communes und der Aa. digitales palmares propriae im proximalen und mittleren Verlauf. Erheblich verzögerte Einstromphase mit fehlender Füllung der Digitalarterien im distalen Verlauf.

b Späte arterielle Phase. Fragmentarische Füllung der Digitalarterien im mittleren und distalen Verlauf bei hochgradiger Gefäßengstellung und verzögerter akraler Phase.

c Antegrade Darstellung der Gefäße des Fußes in Vergrößerungstechnik vor i. a. Priscol-Gabe. Erhebliche Tonuserhöhung mit fadenförmiger Darstellung der Gefäße des Mittelfußes und der Basis der Phalangen. Erheblich verzögerte Einstromphase mit fehlender akraler Füllung.

d Ausschnittaufnahme. Kontrollangiographie nach i. a. Priscol-Gabe (1 mg). Allgemeine Gefäßtonuserhöhung mit verbesserter Darstellung der Gefäße des Mittelfußes und der Digitalarterien. Die Einstromphase ist deutlich verbessert. Hochgradige Stenosierung im Bereich der Gefäße der Metatarsalia III und IV mit fragmentarischer Füllung der Digitalarterien III und IV lateral sowie V medial und lateral.

Beurteilung: Funktionelle Veränderungen am Gefäßbild der Hand und des Unterarmes. Funktionelle und organische Veränderungen am Gefäßbild des Fußes, besonders DIII—DV.

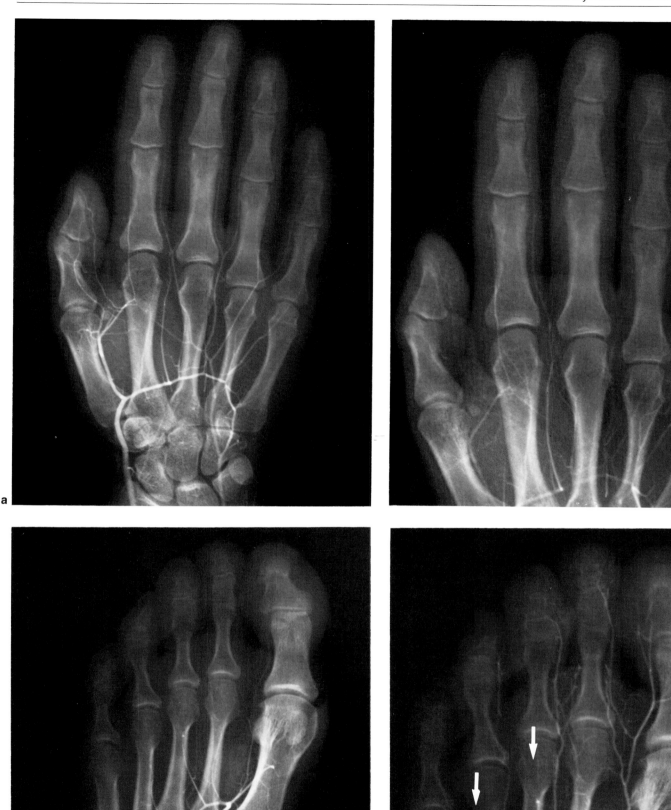

Zytostatikatherapie

Definition und Häufigkeit

Insbesondere bei der kombinierten Chemotherapie von malignen Hodentumoren mit Vinblastin, Bleomycin und Cisplatin tritt während oder im Gefolge der Behandlung ein Raynaud-Phänomen auf, das bis zur digitalen Nekrosenbildung führen kann. Während Vogelzang u. Mitarb. (1981, 1985) bei 41% der mit dieser Dreierkombination behandelten Kranken eine digitale Ischämie beobachteten, führen Scheulen u. Schmidt (1982) eine wesentlich niedrigere Quote ihres Krankengutes auf eine gleichzeitige Gabe von Corticoiden zurück. Die Gefäßtoxizität beschränkt sich nicht auf die akrale Strombahn, vielmehr sind auch schwere koronare, zerebrale und renale Gefäßschäden beschrieben worden. Im eigenen Kollektiv von 99 jungen Männern mit Hodentumoren lag die Häufigkeit des zytostatikainduzierten Raynaud-Phänomens bei 39%.

Ätiologie und Pathogenese

Für die funktionelle Engstellung der Arterien mit erhöhtem Vasokonstriktorentonus wird von Hansen u. Olsen (1989) eine zentrale Erhöhung des Sympatikotonus, von anderen Autoren eher eine Hypomagnesiämie verantwortlich gemacht. Die Gefäßtoxizität scheint auf einem Synergismus von Vinblastin und Bleomycin zu beruhen, während Cisplatin nach Vogelzang u. Mitarb. (1985) kein Raynaud-Phänomen auslöst.

Für Bleomycin ist von Doll u. Mitarb. (1986) eine morphologische Gefäßschädigung mit multifokal nekrotisierender Arteriitis tierexperimentell beschrieben worden. Bereits 1976 beschrieben Burkhardt u. Mitarb. beim Menschen eine schwere Arteriolenschädigung mit Ablösung der Endothelien, Schwellung der glatten Muskelfasern und Zerstörung der elastischen Lamellen. Sie bildet den Boden für eine Mikrothrombosierung. In der Niere fanden Harrel u. Mitarb. (1982) eine deutliche Intimaverdickung intralobulärer Arterien und Fibrinthromben in den afferenten Arteriolen.

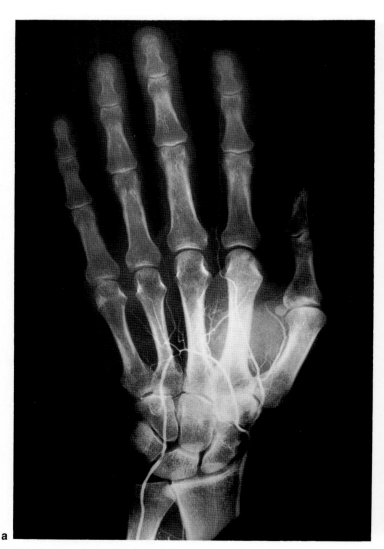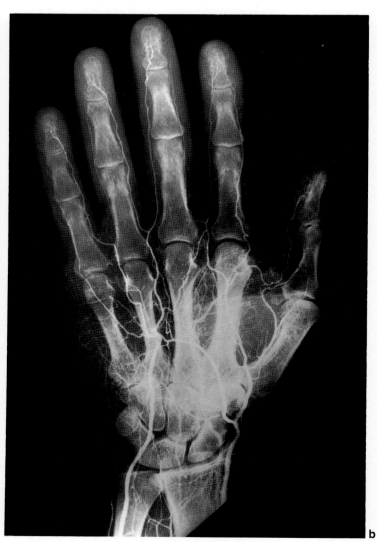

a   b

Abb. 3.**13a–b**   25jähriger Patient mit Hodentumor. Zustand nach kombinierter Bleomycin-Cisplatin-Therapie. Klinisch ausgeprägte Raynaud-Symptomatik.

a Mittlere bis späte arterielle Phase vor i. a. Priscol-Gabe. Allgemeine hochgradige Gefäßengstellung der distalen Unterarmgefäße bis zum Hohlhandbogen. Fadenförmige Gefäße im Bereich der Aa. digitales palmares communes und an der Basis der Aa. digitales palmares propriae mit fadenförmiger Gefäßverdämmerung. Keine Füllung im distalen und akralen Bereich.

b Späte arterielle und beginnende venöse Phase nach i. a. Priscol-Gabe. Etwas verbesserte Einstromphase mit Darstellung der Digitalarterien bis in die akralen Abschnitte. Generalisierte Tonuserhöhung mit fadenförmigen Gefäßen, segmental betonte leichte Konturunregelmäßigkeiten im Bereich der distalen Unterarm-, Mittelhand- und Digitalarterien. Beginnender venöser Rückfluß.

Beurteilung: Funktionelle und organische Gefäßwandveränderungen bei Zytostatikatherapie.

Diagnostik

Eine Raynaud-Symptomatik während oder auch noch Monate nach kombinierter Chemotherapie junger Männer mit malignen Hodentumoren gibt den Hinweis auf die gefäßtoxische Nebenwirkung der Zytostase. Der Kälteprovokationstest ist diagnostisch führend.

Systematische arteriographische Studien gibt es nicht. In einem von uns angiographierten Krankheitsfall fand sich eine hochgradige Vasospastik, die unter Priscol nur partiell reversibel war (Abb. 3.**13**).

Literatur

Adoue, D., P. Arlet: Bleomycin and Raynaud's phenomenon. Ann. intern. Med. 100 (1984) 770

Altura, B. M., B. T. Altura, A. Gebrewold: Magnesium deficiency and hypertension: correlation between magnesium-deficient diets and microcirculatory changes in situ. Science 223 (1984) 1315–1317

Ashenburg, R. J., D. A. Phillips: Ergotism as a consequence of thromboembolie prophylaxis. Radiology 170 (1989) 375–376

Beck, B., H. Daniel: Ergotismus als Folge einer Migräne-Prophylaxe. Fortschr. Röntgenstr. 146 (1987) 470–473

van den Berg, E., K.-D. Rumpf, H. Fröhlich, G. Walterbusch, H. Müller-Yahl, H. Reilmann, J. Graen: Vascular spasm during thromboembolism prophylaxis with Heparin-Dihydroergotamine. Lancet 1982/II, 268–269

van den Berg, E., G. Walterbusch, L. Gotzen, K.-D. Rumpf, B. Otten, H. Fröhlich: Ergotismus – eine ernste Komplikation der medikamentösen Thromboembolieprophylaxe mit Heparin-DHE. Vasa 12 (1983) 64–67

Borges, A. A., Ch. Ch. Lin, G. J. Jabaji, W. L. Thomas: Brachial artery stenosis secondary to ergotism and responsive to nifedipine. Postgrad. Med. 80 (1986) 263–265

Bounameaux, H., P. A. Schneider, A. Mossaz, P. Suter, H. Vasey: Severe vasospastic reactions (ergotism) during prophylactic administration of Heparin-Dihydroergotamine. Vasa 16 (1987) 370–372

Burkhardt, A., W.-J. Höltje, J.-O. Gebbers: Vascular lesions following perfusion with Bleomycin. Virch. Arch. pathol. Anat. 372 (1976) 227–236

Creutzig, A., K. Alexander: Ergotismus. Dtsch. med. Wschr. 110 (1985) 1420–1422

Creutzig, A., W. Pölking, H.-J. Schmoll, H. Fabel, K. Alexander: Raynaud-Syndrom und Veränderungen der Lungenfunktion als Folgen einer zytostatischen Therapie von Hodentumoren. Med. Klin. 4 (1987) 131–134

Doll, D. C., A. F. List, F. A. Greco, J. D. Hainsworth, K. R. Hande, D. H. Johnson: Acute vascular ischemic events after Cisplatin-based combination chemotherapy for germ-cell tumors of the testis. Ann. intern. Med. 105 (1986) 48–51

Gatterer, R.: Ergotism as complication of thromboembolic prophylaxis with Heparin and Dihydroergotamine. Lancet 1986/I, 638–639

Hagen, B.: Gefäßveränderungen bei sporadischem Ergotismus. Radiologe 26 (1986) 388–394

Hansen, S. W., N. Olsen: Raynaud's phenomenon in patients treated with Cisplatin, Vinblastine, and Bleomycin for germ cell cancer: measurement of vasoconstrictor response to cold. J. clin. Oncol. 7 (1989) 940–942

Hansen, S. W., N. Olsen, N. Rossing, M. Rorth: Vascular toxicity and the mechanism underlying Raynaud's phenomenon in patients treated with Cisplatin, Vinblastine and Bleomycin. Ann. Oncol. 1 (1990) 289–292

Hantel, A., E. K. Rowinsky, R. C. Donehower: Nifedipine and oncologic Raynaud phenomenon. Ann. intern. Med. 108 (1988) 767

Harrel, R. M., R. Sibley, N. Vogelzang: Renal vascular lesions after chemotherapy with Vinblastin, Bleomycin and Cisplatin. Amer. J. Med. 73 (1982) 429–433

Jackson, A. M., B. D. Rose, L. G. Graff, J. B. Jacobs, J. H. Schwartz, G. M. Strauss, J. P. S. Yang, M. R. Rudnick, I. B. Elfenbein, R. G. Narins: Thrombotic microangiopathy and renal failure associated with antineoplastic chemotherapy. Ann. intern. Med. 101 (1984) 41–44

Jester, H. G., J. Mellmann, K. Leitz, K. Alexander: Ergotismus mit funktioneller spastischer Stenose aller Extremitäten-Hauptarterien. Dtsch. med. Wschr. 102 (1977) 1435–1436

Kneist, W., U. Heesen, A. Aßmann: Ergotismus im Rahmen der postoperativen Thromboembolieprophylaxe. Z. bl. Chir. 112 (1987) 1426–1435

Kukla, L. J., W. P. McGuire, Th. Lad, M. Saltiel: Acute vascular episodes associated with therapy for carcinomas of the upper aerodigestive tract with Bleomycin, Vincristine and Cisplatin. Cancer Treatm. Rep. 66 (1982) 369–370

Licciardello, J. T. W., J. L. Moake, C. K. Rudy, D. D. Karp, W. K. Hong: Elevated plasma von Willebrand factor levels and arterial occlusive complications associated with Cisplatin-based chemotherapy. Oncology 42 (1985) 296–300

Scheulen, M. E., C. G. Schmidt: Raynaud's phenomenon and cancer chemotherapy. Ann. intern. Med. 96 (1982a) 256–257

Scheulen, M. E., C. G. Schmidt: Raynaud-Syndrom nach kombinierter zytostatischer Behandlung von Patienten mit malignen Hodentumoren. Dtsch. med. Wschr. 107 (1982b) 1640–1644

Schilsky, R. L., A. Barlock, R. F. Ozols: Persistent hypomagnesemia following Cisplatin chemotherapy for testicular cancer. Cancer Treatm. Rep. 66 (1982) 1767–1769

Teutsch, C., A. Lipton, H. A. Harvey: Raynaud's phenomenon as a side effect of chemotherapy with Vinblastine and Bleomycin for testicular carcinoma. Cancer Treatm. Rep. 61 (1977) 925–931

Vogelzang, N. J., G. J. Bosl, K. Johnson, B. J. Kennec: Raynaud's phenomenon: A common toxicity after combination chemotherapy for testicular cancer. Ann. intern. Med. 95 (1981) 288–292

Vogelzang, N. J., J. L. Torkelson, B. J. Kennedy: Hypomagnesemia, renal dysfunction, and Raynaud's phenomenon in patients treated with Cisplatin, Vinblastine, and Bleomycin. Cancer 56 (1985) 2765–2770

Organische Arteriopathien mit fakultativem Raynaud-Phänomen

Wenngleich jedes Raynaud-Phänomen so lange verdächtig ist, Symptom einer noch okkulten Grunderkrankung mit Gefäßbeteiligung zu sein, bis das Gegenteil bewiesen ist, so kann doch keinesfalls davon ausgegangen werden, daß jede organische Arteriopathie der Hände sich in einer Raynaud-Symptomatik manifestiert. Bei den Hauptformen der organischen Arteriopathien, der Arteriosklerose und der Thrombangiitis obliterans, ist sie sogar die Ausnahme. So finden sich bei unausgewählten Diabetikern gehäuft Gefäßverschlüsse peripher betont an der oberen Extremität, eine Raynaud-Symptomatik der Hände ist bei diesen Kranken aber – wie bei der Arteriosklerosis obliterans ganz allgemein – eher selten.

Wie sehr der Umkehrschluß, eine organische Angiopathie im Bereich der Hände sei einem sekundären Raynaud-Phänomen gleichzusetzen, unzulässig ist, zeigt der nachgeordnete Rang der Arteriosklerosis und Thrombangiitis obliterans in der Ursachenstatistik eines sekundären Raynaud-Phänomens. Hier dominiert die Sklerodermie unangefochten, und die Kollagenosen zusammengefaßt machen zwei Drittel der Krankheitsfälle aus (Tab. 3.**6**).

Bei diesen Paroxysmen dominiert bei Blutleere die Blässe oder bei Stase die Zyanose, während die Anfallsequenz blaß – zyanotisch – rot und die Symmetrie des primären Raynaud-Phänomens fehlen. Für die Leichenblässe sorgt vor allem die Entleerung der subkutanen Venenplexus, insbesondere durch Fingerbewegungen, ein „milking out blood from the veins", wie Thulesius (1979) dies plastisch umschrieben hat.

Die Nachrötung fehlt deshalb so häufig, weil die lokale, metabolisch induzierte Spasmolyse selten in der Lage ist, die Strömungswiderstände der vorgeschalteten, organisch fixierten Stenosen zu kompensieren. Eine persistierende Zyanose ist meist Ausdruck einer extrem gestörten Mikrozirkulation des Blutes, dessen Viskosität mit sinkender Strömungsgeschwindigkeit steil ansteigt und durch Kälteeinwirkung noch weiter gesteigert wird (S. 13). Als kritischer Umschlagpunkt hat eine Bluttemperatur um 20 °C zu gelten (Abb. 3.**15**). Als Ende des Circulus vitiosus imponieren die Stase der Blutsäule und die Aggregation ihrer korpuskulären Elemente. Über Reversibilität oder Irreversibilität dieser schweren Zirkulationsstörung mit Einmündung in eine Gewebenekrose entscheiden im wesentlichen Existenz und Güte der Verschlußüberbrückung durch Kollateralen, das Verhältnis von Systemblut-

Tabelle 3.**6**   Ursachen eines sekundären Raynaud-Phänomens bei 144 Patienten (nach Priollet)

Progressive systemische Sklerose	75
Zirkumskripte Sklerodermie	3
Systemischer Lupus erythematodes	9
Sjögren-Syndrom	8
Mixed connective tissue disease	7
Chronische Polyarthritis	2
Panarteriitis nodosa	2
Arteriosklerosis obliterans	15
Thrombangiitis obliterans	9
Paraneoplastisches Syndrom	5
Vibrationsschaden	3
Myxödem	2
β-Blocker-Einnahme	2
Riesenzellarteriitis	1
Thoracic-outlet-Syndrom	1

Pathophysiologie

Die kälteinduzierten paroxysmalen Ischämien der Finger bei obliterierenden organischen Gefäßerkrankungen bedürfen zu ihrer Erklärung weder eines zentral erhöhten Sympathikotonus noch einer lokalen Dysregulation des Gefäßwandtonus. Vielmehr genügt bei den herabgesetzten poststenotischen intravaskulären Drücken bereits eine in ihrer Stärke als physiologisch einzuordnende kältebedingte Vasokonstriktion, um den kritischen Verschlußdruck, d. h. den transmural wirkenden Druck, der Fingergefäße zu unterschreiten und einen schweren ischämischen Anfall auszulösen. In einer Arterie und einer Arteriole stehen verschiedene Kräfte, die Form und Weite des Gefäßlumens bestimmen, in einem dynamischen Gleichgewicht. Die kälteinduzierte Erhöhung der aktiven Gefäßwandspannung führt zur Gefäßokklusion. Aus dem Laplace-Gesetz ergibt sich ohne weiteres, daß besonders in den englumigen Arteriolen eine Neigung zur Unterschreitung des kritischen Verschlußdruckes besteht, zumal sie über einen besonders hohen Muskeltonus, also eine hohe aktive Wandspannung verfügen (Abb. 3.**14**).

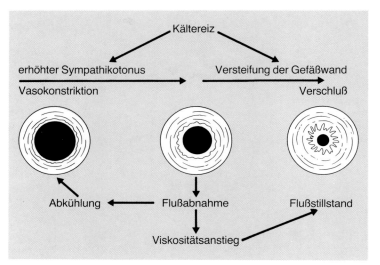

Abb. 3.**14**   Einfluß eines Kältereizes auf die periphere Durchblutung beim Raynaud-Phänomen (nach Thulesius).

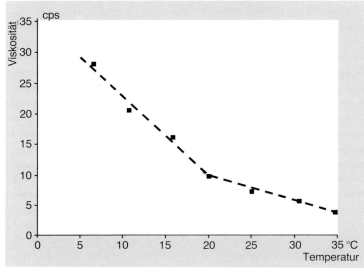

Abb. 3.**15**   Bluttemperatur und Blutviskosität (nach Thulesius).

druck, Stenosewiderstand und peripher vasodilatierenden Kreislaufreserven, die rheologischen Eigenschaften des Blutes und nicht zuletzt Schwere und Dauer der exogenen Kälteeinwirkung oder mechanischen Irritationen.

Im Gegensatz zum primären Raynaud-Phänomen finden sich bei zahlreichen Grunderkrankungen des sekundären Raynaud-Phänomens, insbesondere bei den Kollagenosen, Blut- und Plasmaveränderungen, die die Viskosität des Blutes deutlich erhöhen und seine rheologischen Eigenschaften nachhaltig beeinflussen. In allen Fällen handelt es sich um stasebegünstigende Faktoren.

Nur wenig erforscht ist bei akralen Durchblutungsstörungen die Beeinflussung des dynamischen Gleichgewichts von Gefäßinhalt und Gefäßwand, von Thrombozyten- und Gefäßwandfaktoren, beispielsweise von Thromboxan und Prostaglandinen, das bei akralen Ischämien mit Prästase und Stase extremen Auslenkungen unterliegen dürfte.

Die Diagnostik

Die Diagnostik organischer Gefäßkrankheiten der Hände entspricht der beim primären Raynaud-Phänomen dargestellten. Ein besonderer Akzent liegt auf der Erfassung der Verschlußlokalisation, der Artdiagnose der Gefäßerkrankung und der Beurteilung des Kompensationsgrades der organischen Arteriopathie (S. 13 ff).

Subtile immunologische, hämatologische und hämostaseologische Untersuchungen dienen nicht nur der Erkennung der Grundkrankheit, sondern bieten auch wichtige Ansatzpunkte für eine pathogenesebezogene, oft rheologisch orientierte Therapie.

Literatur

Alexander, K.: Prostaglandine einschließlich Prostacyclin in der Therapie peripherer arterieller Durchblutungsstörungen. Internist 30 (1989) 429–439

Ashton, H.: Critical closure in human limbs. Brit. med. Bull. 19 (1963) 149–154

Burton, A. C.: Handbook of Physiology. Section 2: Circulation, Vol. I. American Physiological Society, Washington DC 1962

Lowe, G. D. O., J. J. F. Belch: Blood rheology in Raynaud's syndrome. Scot. med. J. 30 (1985) 121

Thulesius, O.: Pathophysiological aspects of Raynauds' Syndrome. In Heidrich, H.: Raynaud's Phenomenon. TM-Verlag, Bad Oeynhausen 1979 (S. 45–51)

Arteriosklerose

Definition und Häufigkeit

Die Arteriosklerose als Ausdruck der das ganze Leben umspannenden progressiven und regressiven Veränderungen des Arteriensystems ist nach der morphologischen Definition der WHO charakterisiert durch eine „variable Kombination von Veränderungen der Intima, bestehend aus herdförmigen Ansammlungen von Lipiden, komplexen Kohlenhydraten, Blut- und Blutbestandteilen, Bindegewebs- und Calciumablagerungen, verbunden mit Veränderungen der Arterienmedia". Wandverhärtung, Elastizitätsverlust und Einengung des Gefäßlumens stellen das klinische Substrat dar.

Die schicksalsmäßige Alterung der Arterien, wie jede Alterung im Genom des Individuums festgelegt, die Physiosklerose, gewinnt erst dann Krankheitscharakter, wenn sich daraus eine obliterierende Arteriosklerose entwickelt. Dadurch erfährt die Regulationsbreite der Gewebe- und Organdurchblutung einschließlich der Thermoregulation eine gravierende Einschränkung, die sich bis zur Dekompensation der Gewebetrophik steigern kann.

Wesensmerkmale der Arteriosklerose sind einerseits ihr herdförmiges Auftreten, andererseits ihre progrediente Generalisation, die ihr den Charakter einer organübergreifenden Systemkrankheit verleiht.

Ätiologie und Pathogenese

Noch immer kann man nach Schettler (1991) die wesentlichen Theorien der Arterioskleroseentstehung in den drei klassischen Beschreibungen von
– C. v. Rokitansky – Inkrustationstheorie,
– N. Anitschkow – Infiltrationstheorie,
– R. Virchow – entzündlich-degenerative Theorie

erblicken. Ihre Elemente sind in jeder arteriosklerotischen Läsion präsent. Nach Ross (1986) führen die bekannten Risikofaktoren der Arteriosklerose – u. a. Hyperlipidämie, Hypertonie, Rauchen, hämodynamische Faktoren, aber auch Immunmechanismen zur funktionellen oder morphologischen Endothelschädigung, die eine Kaskade von Reaktionen auslöst. Deren wichtigste Schritte stellen die Interaktion zwischen Gefäßwand und Gefäßinhalt und die Immigration glatter Muskelzellen der Media in die Intima dar. Die Initialzündung zum fortschreitenden arteriosklerotischen Gefäßumbau ist damit gegeben.

Diagnostik

Klinisch manifestieren sich arteriosklerotische Gefäßverschlüsse im Handbereich wegen der guten Kollateralisationsbedingungen nur ausnahmsweise in Kältegefühl und trophischen Störungen, insbesondere dann, wenn Digitalarterien bilateral verschlossen sind.

Die Alterung des Arteriensystems läßt sich völlig atraumatisch an den Fingern, besonders subtil mit volumenplethysmographischen Messungen der akralen Pulsationen, erfassen. Eine zunehmende Einebnung der dikroten Nachwelle im abfallenden Kurvenschenkel ist Ausdruck des fortschreitenden Elastizitätsverlustes der Digitalarterien (Abb. 3.**16**). Die Unterscheidung zwischen funktionellen und organischen Gefäßobliterationen, die sich in einer Pulskurvenintegration zeigen, kann hingegen auch unter Zuhilfenahme von Funktionstests (Kältetest, Nitroglycerintest) schwierig sein.

Arteriographie

Einen unübertroffenen Zugang zur Gefäßmorphologie der alternden Arterien liefert das Angiogramm der Hand. Das Gefäßbild bei degenerativer Arteriopathie ist durch eine mehr oder weniger ausgeprägte Schlängelung mit Kaliberschwankungen der Handarterien gekennzeichnet. Ektatische Gefäßstrecken wechseln mit höhergradig stenosierten oder obliterierten Abschnitten. Die Bedingungen für die Ausbildung von Kollateralen sind deutlich besser als bei entzündlichen Arteriopathien. Beim Diabetes mellitus kann bereits das Nativbild, allerdings viel seltener als am Fuß, die krankheitstypische Mediasklerose erkennen lassen (Abb. 3.**17**−3.**20**).

Literatur

Davies, M. J.: Pathology of atherosclerosis, plaque disruption, and thrombus formation. Curr. Opin. Cardiol. 4 (1989) 464−467
Davies, M. J., N. Woolf, P. M. Rowles, J. Pepper: Morphology of the endothelium over atherosclerotic plaques in human coronary arteries. Brit. Heart J. 60 (1988) 459−464
Haudenschild, C. C., J. Grunwald: Proliferative heterogeneity of vascular smooth muscle cells and its alteration by injury. Exp. Cell Res. 157 (1985) 364−370
Munro, J. M., R. S. Cotran: The pathogenesis of atherosclerosis: atherogenesis and inflammation. Lab. Invest. 58 (1988) 249−261
Ross, R.: The pathogenesis of atherosclerosis – an update. New Engl. J. Med. 314 (1986) 488−500
Ross, R. E., Th. N. Wight, E. Strandness, B. Thiele: Human atherosclerosis. Cell constitution and characteristics of advanced lesion of a superficial femoral artery. Amer. J. Pathol. 114 (1984) 79−93
Schettler, G.: Die Pathogenese der Arteriosklerose. Kardiologie 1 (1991) 6−7

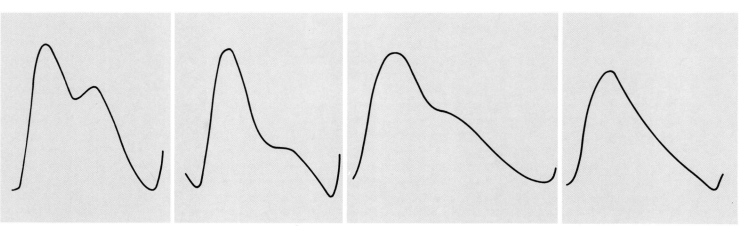

Abb. 3.**16**   Dikrotieverlust als Ausdruck der Physiosklerose.

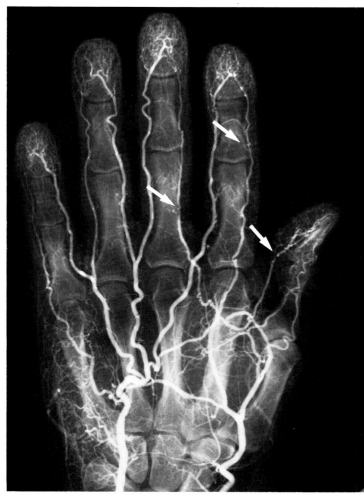

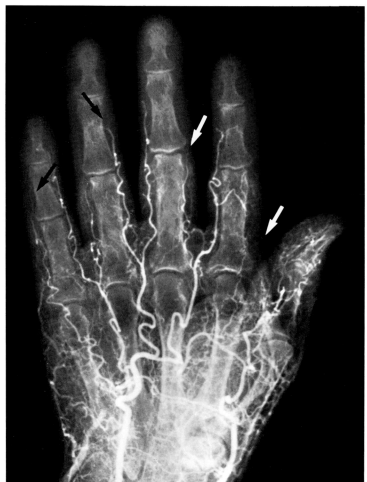

17

18a

Abb. 3.**17** 50jähriger Patient mit unklarer raynaudartiger Symptomatik der rechten Hand. Arteriographie der rechten Hand nach i. a. Priscol-Gabe. Normale Darstellung der großen geschlängelten Unterarmgefäße bis zu den Hohlhandbögen. Normale Aufzweigung in Höhe der Digitalarterien. Zunehmende Engstellung, Schlängelung, multiple Stenosen und Verschlüsse (↑). Verzögerte akrale Füllung.

*Beurteilung:*Organische Gefäßwandveränderungen auf der Grundlage eines degenerativen Gefäßprozesses.

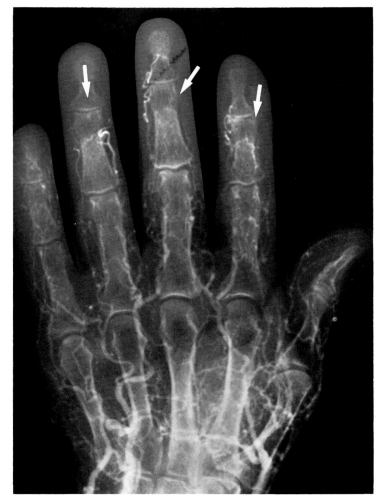

Abb. 3.**18a−b** 85jähriger Patient mit ausgeprägter Raynaud-Symptomatik. Arteriographie der linken Hand.

a Kräftige Füllung der Unterarmgefäße bis zum Hohlhandbogen. Schlängelung, zunehmende Tonuserhöhung im Bereich der Mittelhand- und Digitalarterien mit segmentalen Stenosen und Verschlüssen (↑). Generalisierte Wandunregelmäßigkeiten. Verzögerte akrale Füllung.

b Späte arterielle Phase. Verschlüsse im distalen Verlauf der Digitalarterien DII−DV (↑). Unveränderte Gefäßmorphologie mit multiplen Stenosen und Verschlüssen.

18b

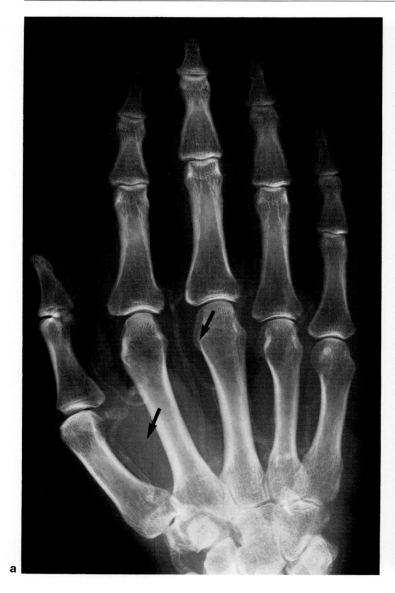

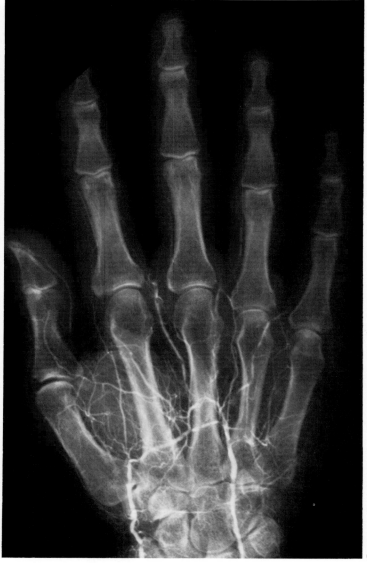

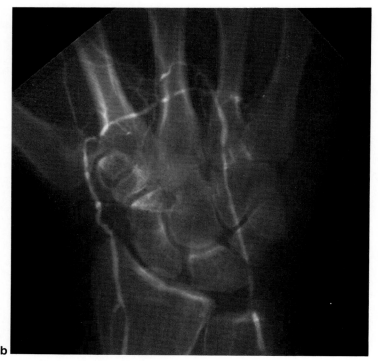

Abb. 3.**19a–c**   31jähriger Patient mit Typ-I-Diabetes seit 25 Jahren. Jetzt Raynaud-Symptomatik im Bereich der linken Hand.

a Skelettaufnahme der rechten Hand. Gefäßmediaverkalkungen.

b Schwere segmental betonte Wandveränderungen im Bereich der großen Unterarmgefäße mit mehrfacher, subtotaler Stenosierung. Verzögerte Kontrastmitteleinstromphase.

c Späte arterielle Phase der linken Hand nach i.a. Priscol-Gabe. Schwere segmental betonte Wandveränderungen der großen Unterarmgefäße des Hohlhandbogens und der Mittelhandgefäße mit mehrfacher subtotaler Stenosierung und Wandunregelmäßigkeiten. Fadenförmige, fragmentarisch fetzenhafte Gefäße im proximalen Abschnitt der Digitalarterien DI–DV. Fehlende Füllung im mittleren bis distalen Verlauf. Keine akrale Füllung.

Beurteilung: Schwerste degenerative Gefäßwandveränderungen im Bereich der großen Unterarmgefäße und der dargestellten Handarterien bei langjährigem Diabetes mellitus.

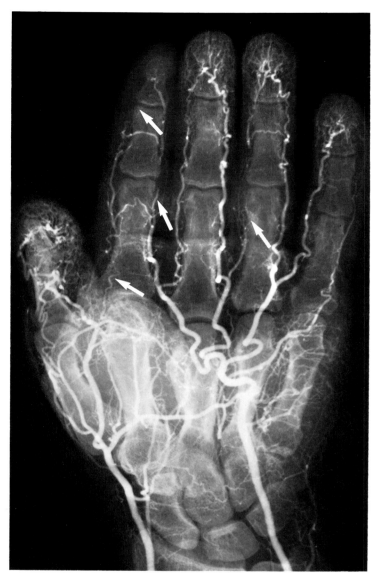

Abb. 3.**20** 56jähriger Patient mit Verdacht auf Raynaud-Syndrom. Arteriographie der linken Hand; späte arterielle/beginnende venöse Phase. Verstärkte Schlängelung der Mittelhand- und Digitalarterien. Verschlüsse im Bereich DII und DIV (↑). Multiple stenosierende Gefäßwandveränderungen (↑).

Beurteilung: Multiple Verschlüsse bei degenerativen Gefäßwandveränderungen.

Thrombangiitis obliterans

Definition und Häufigkeit

Die Thrombangiitis (Endangiitis) obliterans ist eine segmentale, multilokulär auftretende Panangiitis, bevorzugt der kleinen und mittelgroßen Arterien und Venen. Sie befällt vor allem die untere und obere Extremität; viszerale, kardiale und zerebrale Manifestationen treten demgegenüber weit in den Hintergrund.

Die Krankheit äußert sich allerdings seltener in Form eines Raynaud-Phänomens, als die Häufigkeit von Digitalarterienverschlüssen erwarten läßt.

Sie beginnt definitionsgemäß vor dem 40. Lebensjahr und verläuft schubweise. Sie nimmt ihren Ausgang von der Intima; lange Zeit bleibt die Elastica interna intakt, bis auch diese in den entzündlichen Prozeß einbezogen wird und schließlich der Zerstörung anheim fällt. Typisch ist die frühzeitige gefäßobliterierende Thrombusbildung. Eine oft Monate und Jahre vorauseilende Phlebitis saltans sive migrans ist pathognomonisch.

In der westlichen Hemisphäre rechnet man mit einer Prävalenz von 100 Kranken auf 100 000 Einwohner, für die USA werden aufgrund besonders strenger Ausschlußkriterien niedrigere Zahlen angegeben. Im Orient liegen die Prävalenzdaten wesentlich höher, wenngleich genaue Angaben nicht bekannt sind. Die Häufigkeit nimmt aber auch bei uns durch den starken Zigarettenkonsum der Frauen deutlich zu. Während früher auf 98 Männer 2 Frauen mit Thrombangiitis obliterans entfielen, liegt das Geschlechtsverhältnis heute schon bei 3,5 : 1. Man rechnet damit, daß die Thrombangiitis obliterans in Europa 5% der Krankheitsfälle mit peripherer arterieller Verschlußkrankheit ausmacht.

Ätiologie und Pathogenese

Die Ätiologie dieser entzündlichen Gefäßkrankheit, die sowohl Arterien als auch Venen befällt, ist zwar unbekannt, unzweifelhaft ist aber der hohe pathogenetische Stellenwert eines inhalativen Zigarettenkonsums. Es wird diskutiert, daß er bei disponierten Personen einen Autoimmunprozeß triggere. Im Hinblick auf immunologische Phänomene mit dem Nachweis von Antielastin- und Antikollagenantikörpern sowie von C3- und C4-Komplement im Serum von Thrombangiitikern, aber auch auf die Ablagerungen von Immunkomplexen in der Gefäßwand muß offen bleiben, ob es sich bei diesen Befunden um den Ausdruck von Mechanismen handelt, die die Krankheit auslösen, oder um Epiphänomene im Rahmen reparativer Vorgänge.

Nachdem Wessel u. Mitarb. in den frühen 60er Jahren nochmals eine alte Kontroverse aufgriffen und die Eigenständigkeit des Krankheitsbildes völlig in Frage stellten, besteht heute unter Angiologen und Radiologen weitestgehend Einigkeit darüber, daß die Thrombangiitis obliterans eine nosologische Entität darstellt.

Zur langjährigen Unsicherheit, ob die Thrombangiitis obliterans von der Arteriosklerosis obliterans abzugrenzen ist, trug die Tatsache bei, daß in den späten Krankheitsstadien histologisch oft eine sichere Differenzierung zwischen Arteriosklerose und Arteriitis nicht mehr möglich ist, da sekundäre reparative und degenerative Gefäßwandveränderungen das morphologische Bild verwischen.

Diagnostik

Thrombangiitisspezifische oder auch nur typische Laborbefunde gibt es nicht. Weder das Blutbild noch die BSG zeigen Abweichungen von der Norm, die Immunserologie ist unergiebig. Ungezielte Gefäßbiopsien, auch in den Frühstadien der Erkrankung, tragen nichts zur Klärung bei.

Trotzdem kann auch klinisch die Verdachtsdiagnose Thrombangiitis obliterans beim Vorliegen folgender Konstellationen gestellt werden:

– früher Krankheitsbeginn,
– peripherer Verschlußtyp,
– begleitende Phlebitis saltans,
– schubweiser Krankheitsverlauf,
– Fehlen atherogener Risikofaktoren außer Nikotinabusus.

Eine klinische Besonderheit der Thrombangiitis obliterans ist nicht nur das periphere Verschlußmuster, sondern auch die Tatsache, daß die oberen Extremitäten viel häufiger befallen sind als bei der Arteriosclerosis obliterans. Unter diesem Aspekt steht diese entzündliche Gefäßerkrankung den Immunvaskulitiden im engeren Sinne näher als der Arteriosklerose.

Da ungezielte Gefäßbiopsien zur histologischen Verifizierung der Verdachtsdiagnose Thrombangiitis obliterans wegen des segmentären Gefäßbefalls unergiebig sind und eine gezielte Biopsie bei der zu Gewebenekrose neigenden Durchblutungsstörung keinen Routineeingriff darstellt, hat die Arteriographie mit ihrem krankheitstypischen Erscheinungsbild einen besonders hohen diagnostischen und differentialdiagnostischen Stellenwert.

Arteriographie

Das Krankheitsbild der Thrombangiitis obliterans geht in der Regel mit einer mehr oder weniger stark ausgeprägten funktionellen Engstellung mit charakteristischen morphologischen Veränderungen der peripheren arteriellen Strombahn einher. Durch die intraarterielle Gabe eines gefäßerweiternden Medikamentes profiliert sich meist das Ausmaß der organischen Gefäßwandveränderungen in Abhängigkeit vom Krankheitsstadium. So läßt sich das Krankheitsbild arteriographisch in vier Stadien einteilen:

I   Initialstadium,
II   frühes Stadium,
III Intermediärstadium,
IV   fortgeschrittenes oder Endstadium.

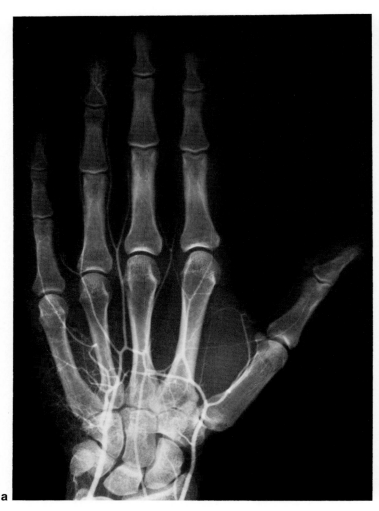
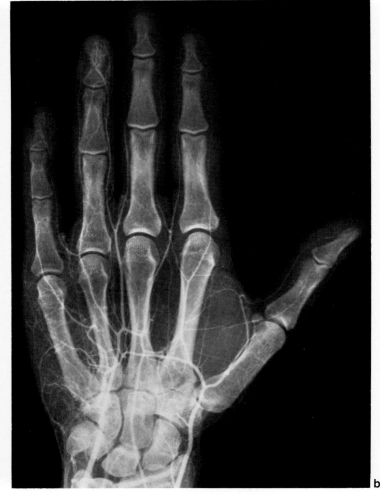

Abb. 3.**21a**–b 28jähriger Patient. Raynaud-Symptomatik Frühe Phase der Thrombangiitis obliterans.

a Basisangiogramm vor i. a. Priscol-Gabe. Stark erhöhter Gefäßtonus mit fadenförmig enggestellten Gefäßen im Bereich der Mittelhand und der Phalangen. Ungleichmäßige Füllung der Digitalarterien. Verzögerte akrale Füllung.

b Späte arterielle Phase nach i. a. Priscol-Gabe (Ausschnitt). Unverändert allgemein erhöhter Gefäßtonus. Fadenförmig gestreckt verlaufende Gefäße der Digitalarterien. Ungleichmäßige akrale Füllung mit starker Verzögerung DI–DIII.

Im *Initialstadium I* dominiert die funktionelle Komponente mit fadenförmiger Engstellung der karpalen und digitalen Gefäße (Abb. 3.**21**). Häufig findet sich bereits in diesem Stadium eine Beteiligung der großen Unterarmgefäße. In der Einstromphase ist die akrale Füllung deutlich verzögert. Durch die funktionelle Komponente ist oft eine akrale Gefäßdarstellung ohne den Einsatz gefäßerweiternder Medikamente nicht zu erreichen. Ursache der aber auch dann noch nachweisbaren verzögerten akralen Füllung können bereits initiale, organische Gefäßwandveränderungen sein, die schon im frühen Stadium der Erkrankung fakultativ erkennbar werden.

Im *frühen Stadium II* lassen sich neben einer funktionellen Komponente segmentale Gefäßwandveränderungen nachweisen, die durchaus lokalisiert sein, aber auch bereits multiple Segmente der Digitalarterien betreffen können. Häufig finden sich in diesem frühen Stadium organische Veränderungen im distalen Verlauf der Digitalarterien mit verzögerter akraler Füllung. Beweisend für den lokalisierten Prozeß ist die Konstanz des Befundes vor und nach eventuell mehrfacher Gabe eines gefäßerweiternden Medikamentes. In vielen Fällen korreliert dieser morphologische Befund im Angiogramm mit dem klinischen Bild (Abb. 3.**22**−3.**25**).

Das *Intermediärstadium III* zeigt bereits ein Überwiegen der organischen Gefäßwandveränderungen. Die im frühen Stadium pharmakologisch noch beeinflußbare Engstellung wird jetzt durch die organisch bedingten multiplen segmentalen, fadenförmigen Stenosen überspielt. Der organische Gefäßwandprozeß kann zwar auf einzelne Phalangen beschränkt bleiben, tritt aber meist ubiquitär auf (Abb. 3.**26**−3.**29**; Abb. 3.**28** s. Farbtafel II). Durch die hintereinandergeschalteten Stenosen und Obliterationen ist die Einstromphase des Kontrastmittels besonders stark verzögert. Eine akrale Gefäßfüllung ist entweder nur teilweise oder gar nicht zu erreichen. Der organische Gefäßwandprozeß zeigt in diesem Stadium die typische Ausbreitung von distal nach proximal und erfaßt jetzt auch die großen Gefäße des Unterarms. Meist finden sich bei der A. ulnaris (ca. 90%) in ihrem distalen Drittel die stärksten morphologischen Wandveränderungen, die bis zum vollständigen Verschluß führen können. Ergänzt wird dieses Bild durch die Ausbildung von Kollateralen, die wie die Hauptgefäße durch eine korkenzieherartige Schlängelung, segmentale Engstellung und durch ihren bizarren Verlauf charakterisiert sind. Diese charakteristischen Veränderungen an der peripheren arteriellen Strombahn der oberen und unteren Extremitäten korrespondieren einem typi-

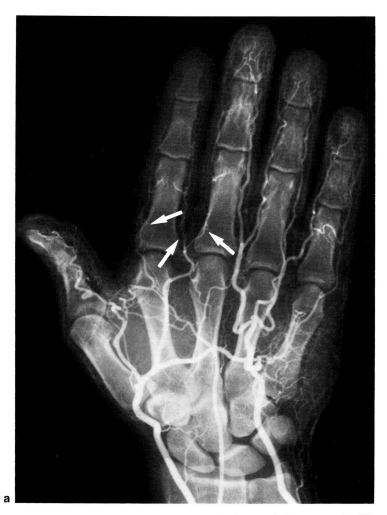

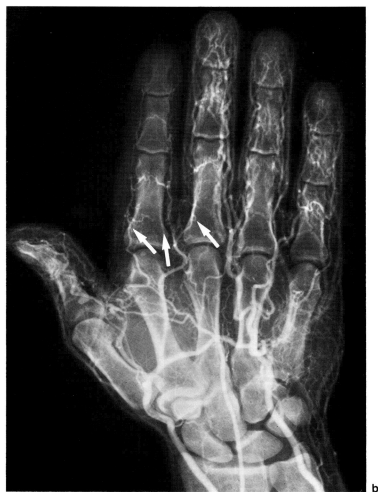

a

b

Abb. 3.22a−b 33jähriger Patient mit Raynaud-Symptomatik DII und DIII.

a Normale Darstellung der großen Gefäße des Unterarmes und der Mittelhand. Gefäßfragmentation im Bereich DII (↑) mit fadenförmiger Engstellung, segmentalen Stenosierungen, Kollateralisation und verzögerter akraler Füllung. Verschluß der Digitalarterie DIII radial (↑) mit kollateraler Versorgung des distalen Verlaufs über die Aa. arcuatae.

b Gleiche Zeitphase wie **a** nach i. a. Priscol-Gabe. Verbesserter Einstrom mit venöser Rückstromphase DI sowie DIII−DV. Unveränderte Gefäßmorphologie im Sinne einer lokalisierten Thrombangiitis obliterans im Bereich DII und DIII radial (↑).

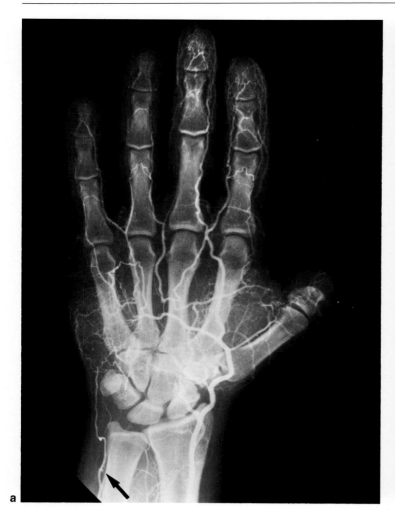

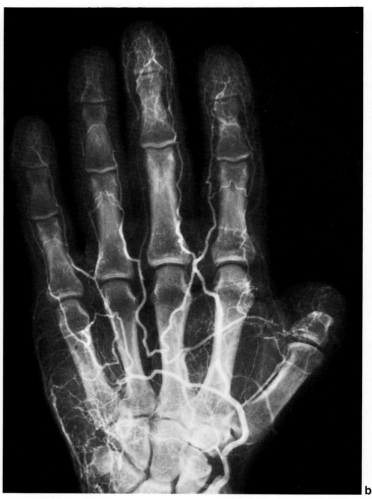

Abb. **3.23a−b** 42jähriger Patient mit Raynaud-Symptomatik. Zustand nach Amputation DI.

a Basisangiographie vor i. a. Priscol-Gabe. Verschluß der A. ulnaris im distalen Verlauf (↑). Radialer Versorgungstyp. Verzögerte akrale Füllung im Bereich DIV und DV. Hochgradig fadenförmig enggestellte und dezent geschlängelte Gefäße im Bereich DIII ulnar sowie DIV und DV.

b Nach i. a. Priscol-Gabe. Verschluß der A. ulnaris. Gering verbesserte Einstromphase mit verzögerter akraler Füllung DIV und DV. Unveränderte Gefäßmorphologie mit Engstellung, dezenter Schlängelung und angedeuteter Fragmentation im Bereich DIII−DV. Engstellung des Segmentes an der Basis DII radial.

Beurteilung: Die Gefäßmorphologie entspricht dem Bild der Thrombangiitis obliterans in der frühen Phase.

schen Verhalten der großen Zubringerarterien. Besonders deutlich wird dieses Verhalten im Bereich der unteren Extremitäten. So zeigen z. B. Aorta abdominalis, Becken und Oberschenkelarterien bis zur Trifurkation bzw. ihren Aufzweigungen in die drei großen Unterschenkelgefäße einen erhöhten Tonus und eine auffallend scharfe Kontur mit Streckung und nahezu linearem Verlauf der Gefäße. Abhängig vom Krankheitsstadium finden sich dann in der peripheren Strombahn alle Übergänge von der Engstellung bis zur Obliteration und zum Verschluß mit ihrem charakteristischen Bild. Dieses Verhalten der arteriellen Strombahn vom Körperstamm zur Peripherie ist bei der Thrombangiitis obliterans gekennzeichnet durch eine Tonuserhöhung (T), eine glatte Kontur (K), eine korkenzieherartige Veränderung der Hauptgefäße und Kollateralen (K) und eine segmentale oder fadenförmige Verschlußlokalisation (V) als sogenanntes TKKV-Phänomen (Wagner u. Alexander 1985).

Das *fortgeschrittene* bzw. *Endstadium IV* der Erkrankung ist durch einen ausgedehnten Gefäßumbau der peripheren Strombahn gekennzeichnet. Er schreitet in typi-

scher Weise von peripher nach zentral fort und kann die großen Gefäße der Extremitäten mit einbeziehen. Die normale Gefäßanatomie der peripheren Strombahn wird durch den völligen Umbau in ein kollaterales Gefäßnetz ersetzt. Über sie wird die Versorgung der Exremitäten mehr oder weniger aufrechterhalten. Das alte Strombett der Hand und des Unterarmes ist in diesem Stadium häufig nur noch an seinen Gefäßfragmenten zu erkennen. Es dominiert jetzt ganz die kollaterale Gefäßversorgung, wobei die Kollateralen ihrerseits in diesem Stadium in den Umbauprozeß mit einbezogen sind. Fadenförmige Engstellung, korkenzieherartige Schlängelung, Stenosen und Verschlüsse beherrschen das Bild (Abb. 3.**30**, 3.**31**).

Im Gegensatz zu diesem peripheren Verschlußmuster mit der charakteristischen Gefäßmorphologie gibt es in seltenen Fällen und meist im fortgeschrittenen Stadium einen gleichzeitigen segmentalen Befall des Gefäßstamms im Bereich der Zubringerarterien, der von höhergradigen Stenosen bis zum Verschluß reicht. Ein Befall des Gefäßstamms ohne Beteiligung der Peripherie spricht gegen eine Thrombangiitis.

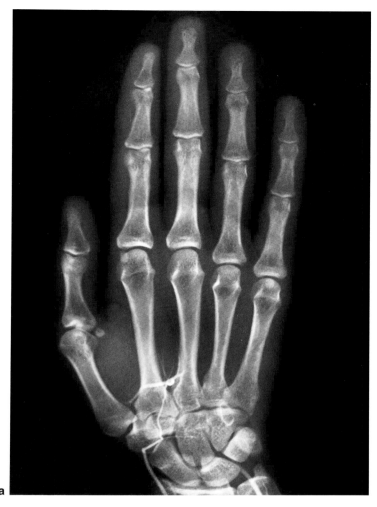
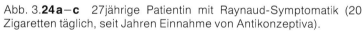
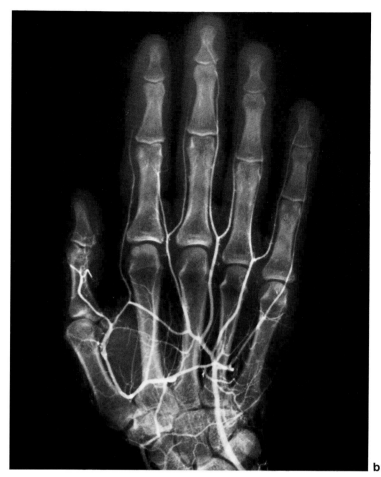

Abb. 3.24a−c 27jährige Patientin mit Raynaud-Symptomatik (20 Zigaretten täglich, seit Jahren Einnahme von Antikonzeptiva).

a Basisangiographie vor Priscol-Gabe. Hochgradig verzögerte Einstromphase. Die späte arterielle Phase zeigt lediglich die Füllung der großen Unterarmgefäße. Keine Füllung der Hohlhandbögen, der Mittelhand- und Digitalarterien.

b Kontrollangiographie nach i. a. Priscol-Gabe. Mittlere bis späte arterielle Phase. Ulnarer Versorgungstyp. Insgesamt erhöhter Gefäßtonus. Streckung und Engstellung der Digitalarterien, deutlich verzögerte akrale Füllung DI−DV. Fadenförmige Verdämmerung im distalen Verlauf.

c Ausschnitt nach i. a. Priscol-Gabe. Späte arterielle Phase. Beginnende venöse Phase. Unverändert Streckung und Engstellung der Digitalarterien. Verzögerte akrale Füllung. Verschlüsse der Digitalarterien im Bereich DII−DIV (↑) im distalen Verlauf.

Beurteilung: Thrombangiitis obliterans im frühen Stadium.

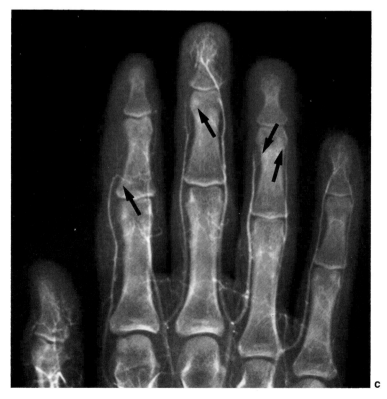

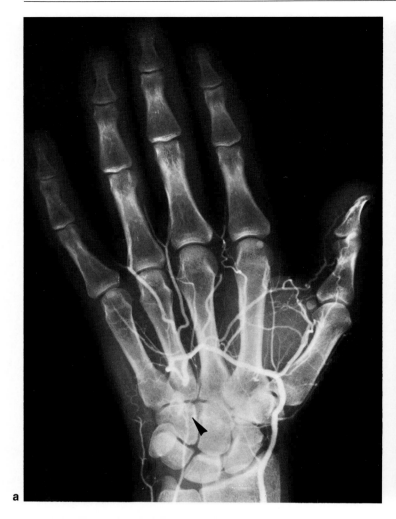

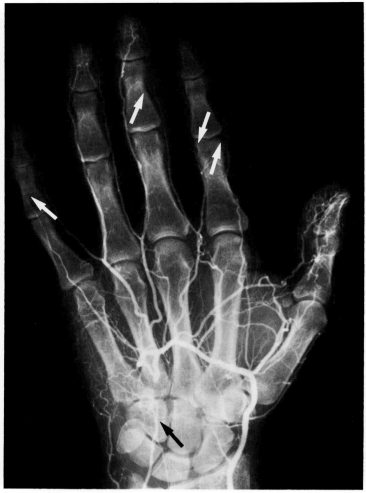

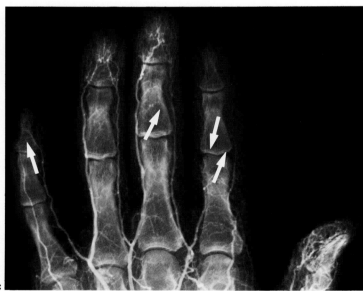

Abb. 3.**25a–c**   40jähriger Patient mit ausgeprägter Raynaud-Symptomatik.

a Basisangiographie vor i. a. Priscol-Gabe. Verschluß der A. ulnaris (↑). Fehlende Verbindung zum Hohlhandbogen. Mäßige Tonuserhöhung im Bereich der Mittelhandgefäße. Zunehmende Engstellung, dezente Streckung der Digitalarterien, die bis zur späten arteriellen Phase nur an der Basis gefüllt sind. Keine Füllung im mittleren und distalen Verlauf, keine akrale Füllung.

b Kontrollangiographie nach i. a. Priscol-Gabe. Unveränderter Verschluß der A. ulnaris im distalen Verlauf (↑). Radialer Versorgungstyp. Mäßige Tonuserhöhung im Bereich der Digitalarterien, fadenförmige, dezente Schlängelung, Engstellung. Gefäßverschlüsse im Bereich DII, DIII radial und DV mit fehlender akraler Füllung (↑).

c Die späte arterielle Phase (Ausschnitt) zeigt die unveränderte Gefäßmorphologie im Bereich DII, DIII und DV (↑). Ungleichmäßige akrale Füllung.

Beurteilung: Charakteristische Gefäßmorphologie einer Thrombangiitis obliterans im Übergang zum Intermediärstadium.

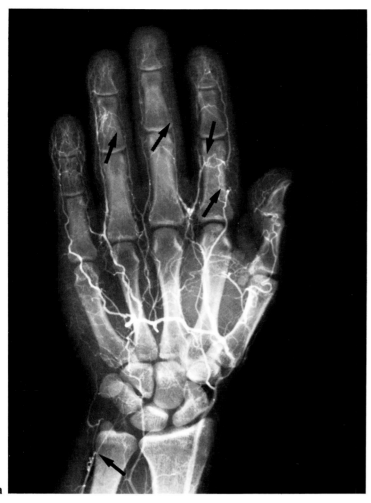

a

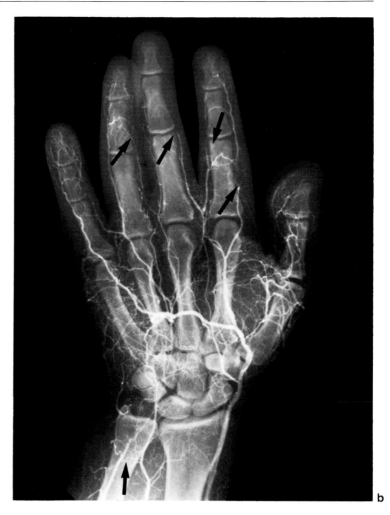

b

Abb. 3.**26a−b**　28jähriger Patient mit ausgeprägter Raynaud-Symptomatik. Gefäßbild einer Thrombangiitis obliterans im Intermediärstadium.

a Späte arterielle Phase vor i. a. Priscol-Gabe. Verschluß der A. ulnaris (↑). Radialer Versorgungstyp. Fadenförmige Gefäßengstellung, Schlängelung im Bereich der Mittelhand und der Phalangen mit multiplen segmentalen Stenosierungen und Verschlüssen von DI−DV (↑). Ungleichmäßige, verzögerte akrale Füllung.

b Kontrollserie nach i. a. Priscol-Gabe. Unveränderte Gefäßmorphologie im Bereich des Unterarmes, der Mittelhand und der Phalangen. Tonuserhöhung. Engstellung und korkenzieherartige Schlängelung mit Gefäßfragmentation, multiplen Stenosierungen und Verschlüssen. Ungleichmäßige, verzögerte akrale Füllung.

Literatur

Adar, R., M. Z. Papa, Z. Halpern, M. Mozes, S. Shoshan, B. Sofer, H. Zinger, M. Dayan, E. Mozes: Cellular sensitivity to collagen in thromboangiitis obliterans. New Engl. J. Med. 308 (1983) 1113−1116

Biller, J., J. Axconapè, V. R. Challa, J. F. Toole, W. T. McLean: A case for cerebral thromboangiitis obliterans. Stroke 12 (1981) 686−689

Buchon, R., J. Jacob, J. L. Vicens, P. Larroque, P. Schoenenberger, J. P. Daly, J. Flageat: Aspects arteriographiques de la maladie de Buerger. Ann. Radiol. 32 (1989) 391−398

Horsch, A. K., S. Horsch, H. Mörl: Beitrag zur Diagnose der Thrombangiitis obliterans (Morbus v. Winiwarter-Buerger) durch den Nachweis von Anti-Elastinantikörpern. Vasa 14 (1985) 5−9

Korsgaard, N., A. Johansen, U. Baandrup: A case of thromboangiitis obliterans affecting coronary, pulmonary, and splenic vessels. Is thromboangiitis obliterans a generalized vascular disease? Amer. J. cardiovasc. Pathol. 2 (1988) 263−267

Lamprecht, R., H. Spormann, B. Franke, J. Morenz, P. Heinrich: Histologische, immunologische und enzymhistochemische Befunde bei der Endangiitis obliterans. Vasa 14 (1984) 10−15

Leu, H. J.: Thrombangiitis obliterans Buerger. Schweiz. med. Wschr. 115 (1985) 1080−1086

Lie, J. T.: Thromboangiitis obliterans (Buerger's disease) in women. Medicine 65 (1986) 65−72

Menanteau, B., J. M. Treutenaere, C. Marcus, J. Ladam, F. Bonnet: Arteriographic data in chronic ischemia of the hand. Study of 62 cases. J. vasc. Surg. 11 (1986) 31−34

Olsen, A., S. L. Nielsen: Prevalence of primary Raynaud-phenomenon in young females. Scand. J. clin. Lab. Invest. 37 (1978) 761

Platzbecker, H., K. Koehler: Fortschritte in der angiographischen Diagnostik zur Objektivierung acraler Gefäßprozesse. Gesamte Inn. Med. 38 (1983) 196−200

Porter, J. M., E. G. Bardana, G. M. Baur, D. H. Wesche, H. Ruediger, Andrasch, J. Rösch: The clinical significance or Raynaud's syndrome. Surgery 80 (1976) 756−764

Rösch, I., A. M. Porter: Hand angiography and Raynaud's syndrome. Fortschr. Röntgenstr. 127 (1977) 30−37

Rosen, N., I. Sommer, B. Knobel: Intestinal Buerger's disease. Arch. Pathol. Lab. Med. 109 (1985) 962−963

Schoop, W.: Raynaud-Syndrom. Dtsch. med. Wschr. 92 (1967) 1975−1976

Shionoya, S.: Diagnostische Kriterien der Winiwarter-Buergerschen Krankheit. Vasa 9 (1980) 270−276

Wagner, H.-H., K. Alexander: Der differentialdiagnostische Stellenwert des Handarteriogramms beim primären und sekundären Raynaud-Syndrom. Fortschr. Röntgenstr. 141 (1985) 10−18

Welling, R. E.: Buerger's disease revisited. Angiology 33 (1982) 239−250

Wessel, S., S. Ming, V. Gurewich, D. G. Freiman: A critical evaluation of thromboangiitis obliterans. The case against Buerger's disease. New Engl. J. Med. 262 (1960) 1149−1160

Widmer, L. K.: Thromboangiitis obliterans − eine klinische Entität? Schweiz. Rsch. Med. Prax. 75 (1986) 925−926

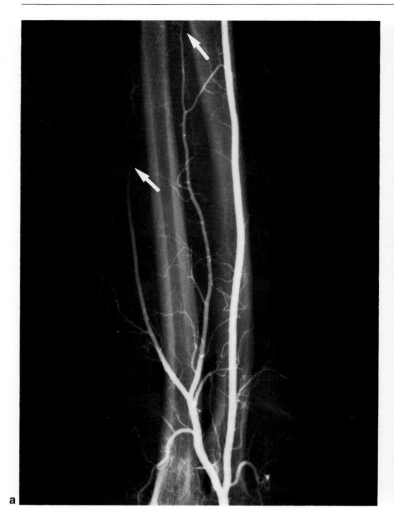

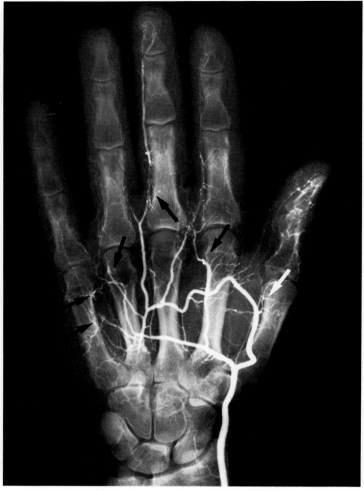

Abb. 3.**27 a—c** 50jähriger Patient mit ausgeprägter Raynaud-Symptomatik.

a Darstellung der Unterarmgefäße vor i. a. Priscol-Gabe. Kompensatorisch kräftig ausgebildete A. radialis. Zunehmende Einengung der A. ulnaris mit Verschluß im distalen Verlauf (↑). Fadenförmige Stenosierung der A. interossea distal (↑).

b Vor i. a. Priscol-Gabe. Radialer Versorgungstyp. Zunehmende fadenförmige Engstellung der Mittelhandarterien mit Verschlüssen der Aa. digitales palmares communes I, II, IV und V (↑). Neben der fadenförmigen Engstellung starke korkenzieherartige Schlängelung der Haupt- und kollateralen Gefäße mit multiplen Verschlüssen sämtlicher Digitalarterien. Kollateralisierter Verschluß DIII ulnar (↑). Ungleichmäßig verzögerte akrale Füllung.

c Kontrollserie nach i. a. Priscol-Gabe. Unveränderte Gefäßmorphologie. Unveränderte Verschlußsymptomatik im Bereich der Aa. digitales palmares communes und der Aa. digitales palmares propriae. Gefäßfragmentation, fadenförmige Gefäßengstellung, korkenzieherartige Schlängelung, multiple Stenosierungen und Verschlüsse im Bereich der Mittelhand- und Digitalarterien mit fehlender bzw. ungleichmäßiger akraler Füllung.

Beurteilung: Typische Gefäßmorphologie bei Thrombangiitis obliterans im fortgeschrittenen Stadium.

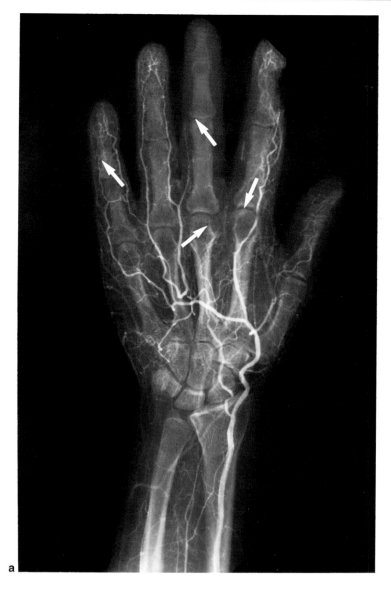

a

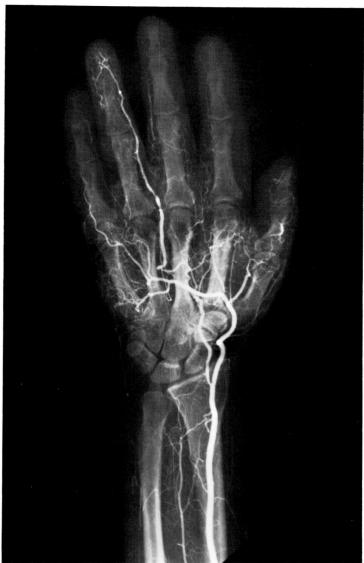

b

Abb. 3.**29a−b** 43jährige Patientin mit Raynaud-Symptomatik. Verlaufsbeobachtung bei Thrombangiitis obliterans.

a Arteriogramm von 1987. Gefäßdarstellung nach i. a. Priscol-Gabe. Verschluß der A. ulnaris im distalen Verlauf mit Stumpfkollateralen. Tonuserhöhung im Bereich der Mittelhand- und Digitalarterien mit korkenzieherartiger Schlängelung, segmentaler Engstellung sowie Verschlüssen im Bereich DI, DII, DIII und DV ulnar (↑). Verzögerte akrale Füllung DI, fehlende akrale Füllung DIII.

b Arteriogramm vom Juli 1989. Kontrollangiographie nach i. a. Priscol-Gabe. Progredienz des Gefäßprozesses mit charakteristischer Gefäßmorphologie im Bereich der Mittelhand- und der Digitalarterien. Verschluß der A. ulnaris. Zunehmende Engstellung, Stenosierung und Verschlüsse im Bereich der Mittelhand- und Digitalarterien. Charakteristische Gefäßfragmentation und Schlägelung, ausgeprägte Kollateralisation im Bereich MCI−MCV bzw. DI−DV.

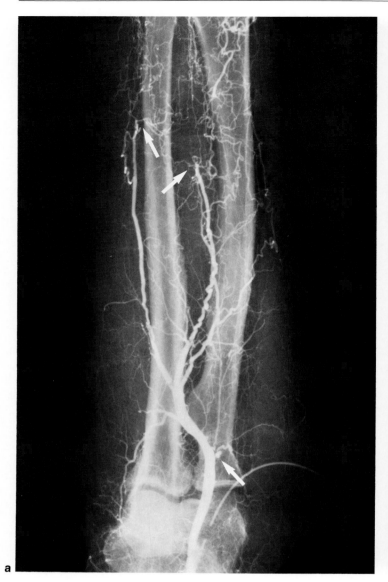

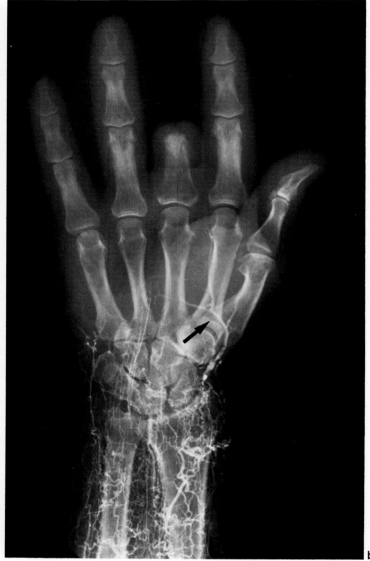

Abb. 3.**30a–b**   54jähriger Patient mit ausgeprägten Veränderungen im Sinne einer Thrombangiitis obliterans.

a Arteriographie des rechten Unterarmes nach i. a. Priscol-Gabe. Verschlüsse sämtlicher großer Unterarmarterien, der A. radialis am Abgang (↑), der A. ulnaris (↑) und der A. interossea im distalen Verlauf (↑). Ausbildung von Stumpfkollateralen, korkenzieherartige Schlängelung der großen Gefäße. Ausgeprägtes kollaterales Gefäßnetz mit Engstellung und korkenzieherartiger Schlängelung.

b Späte arterielle Phase nach i. a. Priscol-Gabe. Darstellung des ausgedehnten kollateralen Gefäßnetzes bei schwerer organischer Veränderung der Unterarmgefäße, fragmentarische Darstellung des tiefen Hohlhandbogens (↑) über die Kollateralen. Charakteristische Gefäßmorphologie der Kollateralen im Sinne einer starken korkenzieherartigen Schlängelung und fadenförmigen Engstellung. Fehlende Gefäßfüllung im Bereich der Mittelhand und im digitalen Bereich. Zustand nach Amputation DIII infolge der Grunderkrankung.

Beurteilung: Charakteristische Gefäßmorphologie einer Thrombangiitis obliterans im Endstadium.

Abb. 3.**31–d**   43jähriger Patient mit Thrombangiitis obliterans im ▶ Endstadium. Vor und nach Priscol-Gabe keine Änderung der Gefäßmorphologie und der Gefäßfüllung.

a Kompensatorisch kräftig ausgebildete A. radialis bis zum tiefen Hohlhandbogen. Verschluß der A. ulnaris und der A. interossea im distalen Verlauf (↑).

b Abrupter Kalibersprung zwischen dem Hohlhandbogen und den Aa. digitales palmares communes mit hochgradigen organischen Gefäßveränderungen, Engstellung, korkenzieherartige Schlängelung, segmentaler Stenosierung und Verschlüssen im Bereich der Hauptgefäße bzw. der Kollateralen zwischen DI und DV.
Die Aa. digitales palmares communes sind in sämtlichen Bereichen in diesen Gefäßprozeß einbezogen. Fragmentarische Füllung der Digitalarterien DI–DV an der Basis bzw. im mittleren Verlauf mit schwerster Veränderung der Basisgefäße und Ausbildung von Kollateralen.

c Auch die späte arterielle Phase ergibt keine grundlegende Änderung der Gefäßmorphologie.

d Korrespondierend zur oberen Extremität schwere organische Gefäßveränderungen mit ähnlicher Gefäßmorphologie im Bereich der unteren Extremität rechts. Verschlüsse der großen Gefäße des Unterschenkels mit ausgeprägter Kollateralisation, einer typischen Gefäßmorphologie mit korkenzieherartiger Schlängelung, Engstellung und segmentaler Stenosierung. Fehlende akrale Füllung.

Beurteilung: Charakteristisches Gefäßbild einer Thrombangiitis obliterans im Endstadium.

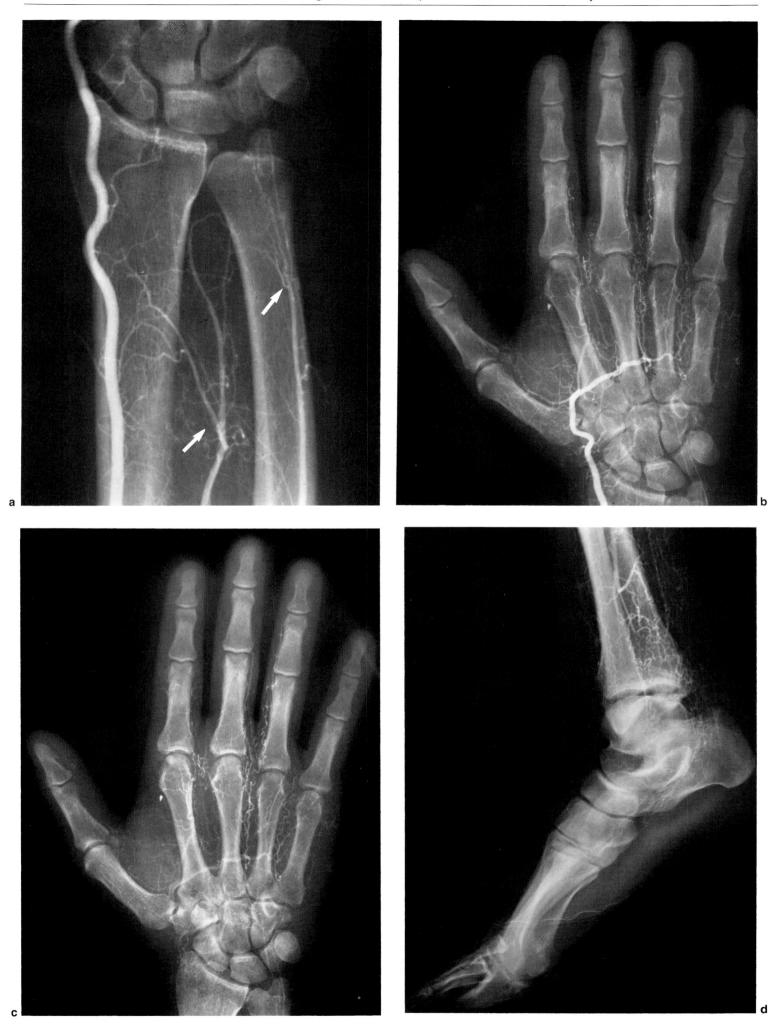

Kollagenosen

Sklerodermie, systemische Sklerose

Definition und Häufigkeit

Die Sklerodermie ist eine generalisierte Gefäß- und Bindegewebserkrankung, deren kutane Manifestation das Erscheinungsbild des Kranken bestimmt, dessen Schicksal aber von der viszeralen Ausbreitung abhängt. Die kollagenen Fasern erfahren dabei eine elastizitätsmindernde Verquellung, Vernetzung und Hypertrophie. Neben dem Gefäßbindegewebe werden Haut, Muskulatur, Herz, Lungen, oberes Intestinum, Pankreas und Nieren befallen (Tab. 3.**7**).

Die generalisierte Angiopathie befällt vorzugsweise die kleinen Arterien und Arteriolen mit Proliferation von Endothelzellen und starker Intimaverdickung. Es kommt zur Ablagerung von Glykoproteinen und Mucopolysacchariden in der Gefäßwand. Zuweilen erkennt man eine zarte, perivaskuläre Fibrose, die die periarteriellen Kapillaren und Lymphgefäße okkludieren läßt.

Im periadventitiellen Raum treten mononukleäre Zellen auf. Das Gefäßlumen selbst erfährt durch Intimafibrose und Mediaauflockerungen eine zunehmende Einengung bis zur völligen Obliteration. Insbesondere aus angiographischen Studien weiß man aber, daß auch größere Gefäße wie Mittelhand- und Unterarmarterien in den Verschlußprozeß einbezogen sein können. Furey u. Mitarb. (1975) beschrieben auch in großen Arterien starke Intimaverdickungen mit lumenverschließender Thrombose.

Andererseits erfaßt die Vaskulopathie bei Sklerodermie die Arteriolen und Kapillaren, die erweitert und rarefiziert erscheinen. Die Basalmembran ist ähnlich wie beim Diabetes mellitus verdickt, die Endothelzellen erscheinen verquollen und teilweise nekrotisch (Jayson 1984).

Es häufen sich Mitteilungen über sogenannte Overlap syndromes, wo sich die Symptome einer Sklerodermie mit denen eines Lupus erythematodes, einer chronischen Polyarthritis, einer Dermatomyositis oder Polymyositis sowie eines Sjögren-Syndroms verbinden (Abb. 3.**32**, 3.**33**, s. Farbtafel III). Bevorzugt befallen werden Frauen im mittleren Lebensalter. Die Angaben über das Geschlechtsver-

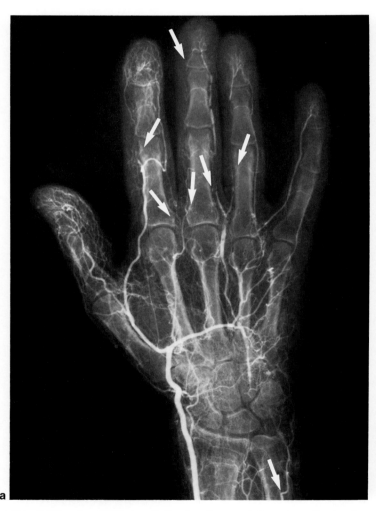

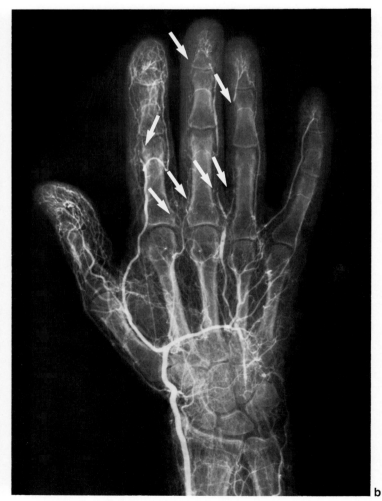

Abb. 3.**32a–b** 68jährige Patientin. Raynaud-Symptomatik der linken Hand. Arteriographie der linken Hand nach i. a. Priscol-Gabe.

a Mittlere arterielle Phase. Verschluß der A. ulnaris (↑) mit Ausbildung einer Stumpfkollateralen zum Hohlhandbogen. Gefäßwandunregelmäßigkeiten mit segmentaler Stenosierung im Bereich der Mittelhandarterien. Verschlüsse im Bereich der Digitalarterien an der Basis (↑) DII–DIV und im distalen Verlauf DII–DV (↑). Engstellung mit fadenförmiger Kollateralisation. Insgesamt ungeordnetes, unruhiges Gefäßbild mit Gefäßfragmentation. Ungleichmäßige akrale Füllung.

b Späte arterielle Phase. Unveränderte Gefäßmorphologie im Bereich des Unterarmes, der Mittelhandarterien sowie der Digitalarterien DII–DV (↑). Charakteristische Gefäßmorphologie des distalen Unterarmes und der Hand bei Kollagenose, im vorliegenden Falle eines Sharp-Syndroms.

Tabelle 3.**7**   Symptome bzw. Organbefall bei Sklerodermie
(n = 261) (nach Campbell u. Le Roy)

Raynaud-Phänomen	78%
Hypertonie	21%
Anämie	27%
Haut	90%
Ösophagus	52%
Dünn- und Dickdarm	15%
Lunge	43%
Perikard	11%
Herz	40%
Nieren	35%
Gelenke	25%
Muskeln	20%

hältnis schwanken zwischen 3:1 und 4:1 zugunsten des weiblichen Geschlechts. Alle Rassen sind betroffen. Die Inzidenz wird mit jährlich 6–10 Neuerkrankungen pro 1 Mill. Einwohner angegeben.

Ätiologie und Pathogenese

Die Ätiologie der Sklerodermie ist unbekannt. Mesenchymale Zellen wie Fibroblasten, glatte Muskelzellen und Endothelzellen erfahren durch nicht näher definierte Stimuli – Cytokine, Viren werden diskutiert – eine Aktivierung, die in eine zunehmende Ablagerung von Kollagen, Proteoglykan und Fibronectin im Interstitium und der Intima der kleinen Arterien führt. Die Endothelzellen zeigen eine Quellung und Desquamation, sie heben sich von der Unterlage ab und nekrotisieren teilweise. Gefäßpermeabilität und Vasomotion sind gestört, die Blutplättchen werden aktiviert.

Seit Campbell u. Le Roy 1975 ihre „vaskuläre Hypothese" der Sklerodermie aufstellten, sieht man als Bindeglied eines einheitlichen pathogenetischen Konzepts zunehmend den Gefäßbefall mit der Obliteration kleiner Arterien und der ausgeprägten Kapillaropathie. In den letzten Jahren gewinnt diese Hypothese einer primär vaskulären Pathogenese der Sklerodermie an Wahrscheinlichkeit.

Der pathogenetische Stellenwert einer gestörten humoralen Immunität ist dabei unklar. Das gilt auch für die endothelzytotoxische Aktivität des Serums von Kranken mit Sklerodermie, die die Endothelzellen funktionell und morphologisch schwer schädigt (Drenk und Deicher 1988).

Diagnostik

Das klinische Erscheinungsbild ist in seiner vollen Ausprägung beherrscht von einer symmetrischen Schwellung und Indurierung der Handrücken und Finger, die Haut erscheint straff gespannt, es imponieren lichenoide Pigmentverschiebungen oder wächserne Blässe. Die Haut ist glänzend, auf der Unterlage kaum verschieblich, die normale Hautfältelung fehlt. In fortgeschrittenen Krankheitsstadien finden sich rattenbißartige Fingerkuppennekrosen, die Gesichtshaut erscheint perioral gespannt und anämisch. Mikrostomie und Zungenbandverkürzung zeigen ebenfalls ein fortgeschrittenes Krankheitsstadium an. Schluckstörungen weisen auf eine Ösophagusbeteiligung hin.

Ein Raynaud-Phänomen ist nicht nur außerordentlich häufig, sondern meist erstes Krankheitszeichen und damit Leitsymptom der Sklerodermie. Die systematische Suche nach Organmanifestationen zeigt dann allerdings bald den Systemcharakter der Sklerodermie (Tab. 3.**7**). Krankheitsspezifische Laborparameter fehlen. Die Blutsenkungsgeschwindigkeit ist in aller Regel beschleunigt, das γ-Globulin vermehrt, antinukleäre Antikörper sind in 70% nachweisbar; dies gilt jedoch nicht für DNA-Antikörper.

Die Kapillarmikroskopie kann aufgrund der typischen Veränderungen mit Rarefizierung des Gefäßbesatzes, Riesenkapillaren, Rhexisblutungen sowie intravaskulären Aggregationen wichtige differentialdiagnostische Hinweise geben. Bei jedem Verdacht auf das Vorliegen eines sekundären Raynaud-Phänomens als Ausdruck einer Sklerodermie sollte eine angiographische Abklärung angestrebt werden, zumal das Arteriogramm in aller Regel krankheitstypische Gefäßveränderungen aufdeckt. Neuerdings ergeben sich aus der Verschlußtopographie möglicherweise aber sogar rekonstruktiv-gefäßchirurgische Konsequenzen.

Die Besonderheit der Sklerodermie liegt darin begründet, daß sich bereits in frühen Krankheitsstadien ohne pathologische Veränderungen der Ösophagusfunktion, der Lungenfunktion und des Integuments Gefäßwandveränderungen, die eine Diagnosestellung ermöglichen, angiographisch nachweisen lassen. Wir überblicken mehrere Krankheitsverläufe, wo die arteriographische Abklärung eines Raynaud-Phänomens zu einem Zeitpunkt zur Verdachtsdiagnose der Sklerodermie geführt hat, als die übrigen klinischen Befunde und Laborparameter noch unauffällig waren.

Arteriographie

Unter den vaskulären Manifestationen des Krankheitsbildes ist die periphere arterielle Strombahn der Hand eine bevorzugte und frühe Lokalisation.

Im frühen Stadium der Erkrankung läßt sich die allgemeine Vasospastik mit oft fadenförmig gestrecktem Gefäßverlauf nicht von einem primären Raynaud-Syndrom unterscheiden. Auch nach intraarterieller Gabe eines gefäßerweiternden Medikamentes bleibt der erhöhte Gefäßtonus meist bestehen. Die Einstromphase ist mehr oder weniger stark verzögert. Die nachfolgenden Stadien der Erkrankung zeigen in zunehmendem Maße die für dieses Krankheitsbild typische Gefäßmorphologie. Gegenüber der auch nach intraarterieller Gabe eines gefäßerweiternden Medikamentes noch nachweisbaren Vasospastik stehen jetzt die organischen Gefäßwandveränderungen im Vordergrund. Sie sind gekennzeichnet durch die von peripher nach zentral fortschreitenden organischen Gefäßwandveränderungen mit Gefäßwandkonturunregelmäßigkeiten, segmental betonter, fadenförmiger Engstellung bis hin zu Stenosen und Verschlüssen. Im allgemeinen sind beide Hände gleichmäßig befallen.

Die A. princeps pollicis bzw. die Arterien des Daumens sind oft nicht betroffen. Nach unseren Beobachtungen sind in ca. 45% der Krankheitsfälle die A. ulnaris und der oberflächliche Hohlhandbogen in den morphologischen Gefäßprozeß mit einbezogen.

Im Gegensatz zu dem Gefäßbild bei anderen Kollagenosen findet sich bei der Sklerodermie ein besonders unruhiges und ungeordnetes Bild mit einem im Gefäßverlauf oft erkennbaren klaren Übergang vom pathologischen zum normalen Gefäß (Abb. 3.**34**–3.**40**).

Im Vergleich mit anderen Bindegewebserkrankungen sind das Fehlen und die spärliche Ausbildung von Kollateralen wichtige Charakteristika. Differentialdiagnostisch kann die Abgrenzung zu Gefäßveränderungen beim Lupus erythematodes besonders in den frühen Krankheitsphasen schwierig sein. Demgegenüber ist eine klare Abgrenzung zu anderen Bindegewebserkrankungen wie der chronischen Polyarthritis und Dermatomyositis ohne Schwierigkeiten möglich.

Literatur

Campbell, P. M., E. C. LeRoy: Pathogenesis of systemic sclerosis. Semin. Arthr. Rheum. 4 (1975) 351—368

Chellingsworth, M., J. Turney, D. G. I. Scott: Progressive systemic sclerosis, immunosuppression and necrotising arteritis: cause or effect? Clin. Rheumatol. 4 (1985) 189—191

Cuenca, R., J. Fernandez-Cortijo, V. Fonollosa, J. Lima, C. P. Simeon, M. Vilardell, M. Pico: Von Willebrand factor activity in primary and in scleroderma associated Raynaud's phenomenon. Lancet 335 (1990) 1095

Dabich, L., J. J. Boockstein, A. Zweifler, C. I. Zarafonetis: Digital arteries in patients with scleroderma. Arteriographic and plethysmographic study. Arch. intern. Med. 130 (1973) 708

Dowd, P. M., J. D. Kirby, E. J. Holborow, E. D. Cooke, S. A. Bowcock: Detection of immune complexes in systemic sclerosis and Raynaud's phenomenon. Brit. J. Dermatol. 105 (1981) 179—188

Drenk, F., H. R. G. Deicher: Pathophysiological effects of endothelial cytotoxic activity derived from sera of patients with progressive systemic sclerosis. J. Rheumatol. 15 (1988) 468—474

Fischer, M., K. Alexander: Therapie organischer akraler arterieller Durchblutungsstörungen der oberen Extremitäten mit defibrinierendem Schlangengiftenzym. Angiologica 26 (1978) 16

Freedman, R. R., P. Ianni: Role of cold and emotional stress in Raynaud's disease and scleroderma. Brit. med. J. 287 (1983) 1499—1500

Furey, N. L., F. R. Schmid, H. C. Kwaan, H. H. R. Friederici: Arterial thrombosis in scleroderma. Brit. J. Dermatol. 93 (1975) 683—693

Harper, F. E., H. R. Maricq, R. E. Turner, R. W. Lidman, E. C. Leroy: A prospective study of Raynaud phenomenon and early connective tissue disease. Amer. J. Med. 72 (1982) 883—888

Hutchinson, J.: Inherited liability to Raynaud's phenomena, with great proneness to chilblains – gradual increase of liability to paroxysmal local asphyxia – acro-spacelus with sclerodermia – cheeks affected. Arch. Surg. 4 (1892/93) 312—313

Janevski, B.: Arteries of the hand in patients with scleroderma. Diagn. Imag. 55 (1986) 262—265

Jayson, M. T. V.: Systemic sclerosis: a collagen or microvascular disease? Brit. med. J. 288 (1984) 1855—1857

Jones, N. F., S. C. Raynor, T. A. Medsger: Microsurgical revascularisation of the hand in scleroderma. Brit. J. plast. Surg. 40 (1987) 264—269

Kaufmann, G. W., W. D. Reinhold, M. Hagedorn: Röntgenmorphologische Befunde bei Sklerodermie. Fortschr. Röntgenschr. 138 (1983) 607

Knorr, M., A. Schmid, J. Steurer, W. Vetter: Raynaud-Syndrom. Schweiz. Rdsch. Med. Prax. 75 (1986) 893—896

Krull, P., K. Alexander, H. Fabel, H. Ostertag, H. H. Wagner, H. Deicher: Raynaud-Syndrom – Leitsymptom der progessiven systemischen Sklerose (Sklerodermie). Med. Klin. 10 (1972a) 332—337

Krull, P., H. H. Wagner, H. Ostertag, H. Deicher: Das Raynaud-Syndrom als Ausdruck organischer Gefäßveränderungen bei der progressiven Sklerodermie. Verh. dtsch. Ges. Rheumatol., Suppl. 2 (1972b) 130—133

Lefford, F., J. C. W. Edwards: Nailfold capillary microskopy in connective tissue disease: a quantitative morphological analysis. Ann. rheum. Dis. 45 (1986) 741—749

LeRoy, E. C.: The vascular defect in scleroderma (systemic sclerosis). Acta med. scand., Suppl. 715 (1987) 165—167

LeRoy, E. C., C. Black, R. Fleischmayer, St. Jablonska, Th. Krieg, Th. A. Medsger, N. Rowell, F. Wollheim: Scleroderma (systemic sclerosis): Classification, subsets and pathogenesis. J. Rheumatol. 15 (1988) 202—205

Maricq, H. R., G. Spencer-Green, E. C. LeRoy: Skin capillary abnormalities as indicators of organ involvement in scleroderma (systemic sclerosis), Raynaud's syndrome and dermatomyositis. Amer. J. Med. 61 (1976) 862

Norton, W. L., J. M. Nardo: Vascular disease in progressive systemic sclerosis (scleroderma). Ann. intern. Med. 73 (1970) 317—324

Oddis, Ch. V., C. H. Eisenbeis, H. E. Reidbord, V. D. Steen, Th. A. Medsger: Vasculitis in systemic sclerosis: Association with Sjögren's syndrome and the CREST syndrome variant. J. Rheumatol. 14 (1987) 942—948

Powell, F. C., A. L. Schroeter, E. R. Dickson: Primary biliary cirrhosis and the CREST syndrome: A report of 22 cases. Quart. J. Med. 62 (1987)

Ranft, J., T. Lammersen, H. Heidrich: In-vivo capillary – microscopical findings in patients with thrombangiitis obliterans, progressive systemic scleroderma, and rheumatoid arthritis, respectively. Klin. Wschr. 64 (1986) 946—950

Reilly, I. A. G., E. C. Roy, G. A. Fitzgerald: Biosynthesis of thromboxane in patients with systemic sclerosis and Raynaud's phenomenon. Brit. med. J. 19 (1986) 1037—1039

Schober, R.: Angiographische Befunde bei Sklerodermie. Röntgen-Bl. 19 (1966) 135

Shuck, J. W., W. J. Oetgen, J. T. Tesar: Pulmonary vascular response during Raynaud's phenomenon in progressive systemic sclerosis. Amer. J. Med. 78 (1985) 221—227

Silverstein, J. L., V. D. Steen, Th. A. Medsger, V. Falanga: Cutaneosus hypoxia in patients with systemic sclerosis (scleroderma). Arch. Dermatol. 124 (1988) 1379—1382

Stupi, A. M., V. D. Steen, G. R. Owens, E. L. Barnes, G. P. Rodnan, Th. A. Medsger: Pulmonary hypertension in the CREST syndrome variant of systemic sclerosis. Arthr. and Rheum. 4 (1986) 515—524

Trafford, J. C., K. Lafferty, C. E. Potter, V. C. Roberts, L. T. Cotton: An epidemiological survey of Raynaud's phenomenon. Europ. J. vasc. Surg. 2 (1988) 167—170

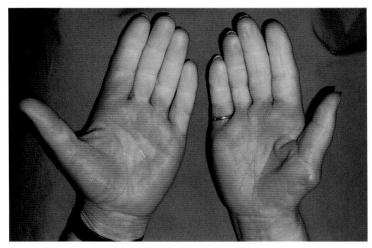

Abb. 3.**6**   Stadium der Blässe beim primären Raynaud-Phänomen.

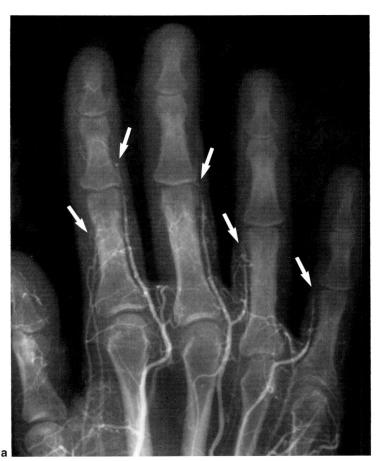

a

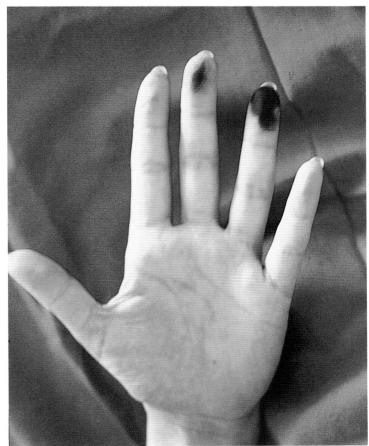

b

Abb. 3.**43a–b**   31jährige Patientin mit Wegenerscher Granuloma-tose. Arteriographie der linken Hand.

a Späte arterielle Phase nach i. a. Priscol-Gabe. Normale Darstel-lung der Unterarm- und Mittelhandgefäße. Nach der Aufzweigung an der Basis DI bis DV zunehmende Engstellung mit fadenförmiger Stenosierung der Digitalarterien DII bis DV (↑). Fadenförmige Gefäß-fragmente im mittleren Verlauf der Digitalarterien. Fehlende akrale Füllung.

b Aufnahme der linken Hand zum Zeitpunkt der Arteriographie.

Beurteilung: Von akral körperstammwärts fortschreitender Gefäßpro-zeß mit multiplen Gefäßverschlüssen im Bereich DI–DV bei einer Wegenerschen Granulomatose.

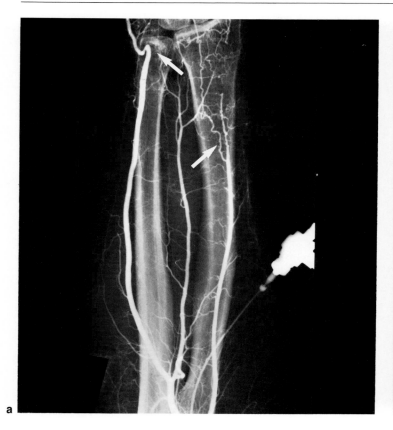

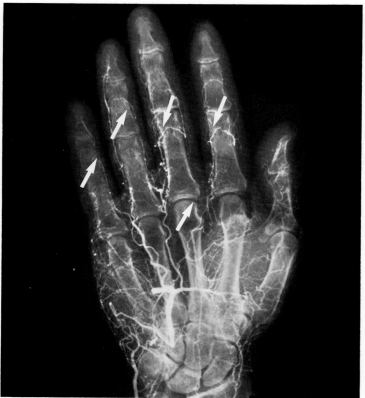

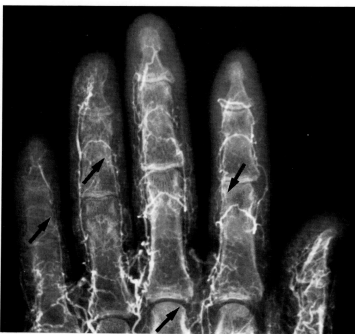

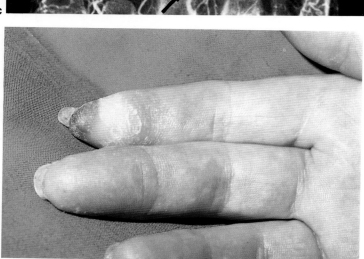

Abb. 3.28a–d 59jähriger Patient mit ausgeprägter Raynaud-Symptomatik.

a Gefäßdarstellung des Unterarmes nach i. a. Priscol-Gabe. Kompensatorisch kräftige Darstellung der A. ulnaris mit Stumpfkollateralen (↑). Radialisverschluß (↑) im distalen Verlauf mit Ausbildung von Kollateralen.

b Mittlere und späte arterielle Phase nach i. a. Priscol-Gabe. Unveränderte Gefäßmorphologie im Bereich der A. radialis und der A. ulnaris mit Auffüllung des tiefen Hohlhandbogens über kollaterale Gefäße. Tonuserhöhung im Bereich der Mittelhandarterien mit zunehmender fadenförmiger Engstellung, segmentaler Stenosierung und Verschlüssen zwischen MCI und MCV. Auffüllung der Digitalarterien über hochgradig veränderte Hauptgefäße an der Basis bzw. über ein kollaterales Gefäßsystem. Charakteristische Engstellung, Gefäßfragmentation, segmentale Stenosierungen und multiple Verschlüsse im Bereich der Digitalarterien DI–V (↑). Charakteristische korkenzieherartige Schlängelung im Bereich der Haupt- und kollateralen Gefäße. Ungleichmäßige und verzögerte akrale Füllung.

c Späte arterielle und venöse Phase. Unveränderte Gefäßmorphologie wie **b**.

d Aufnahme zum Zeitpunkt der Arteriographie.

Beurteilung: Die vorliegende Gefäßmorphologie entspricht einer fortgeschrittenen Thrombangiitis obliterans im Übergang vom Intermediär- zum Endstadium.

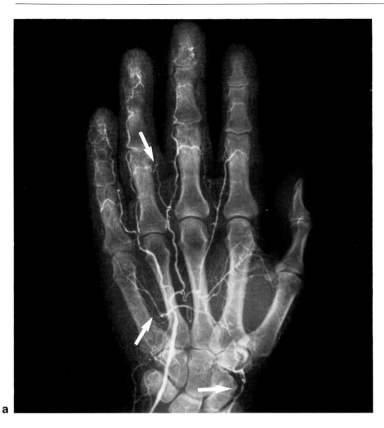

a

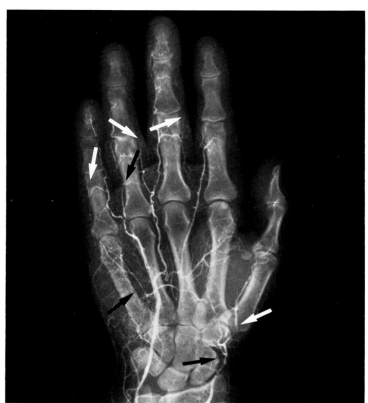

b

Abb. 3.**33a—d** 54jährige Patientin mit ausgeprägter Raynaud-Symptomatik bei Mixed connective tissue disease.

a Mittlere arterielle Phase vor i. a. Priscol-Gabe. Allgemeine Gefäßtonuserhöhung. Schlängelung, Wandunregelmäßigkeiten, segmentale Stenosen und multiple Verschlüsse im Bereich der Mittelhand- und Digitalarterien (↑). Kollateralisation über die Aa. arcuatae. Gefäßfragmentation. Ungleichmäßige akrale Füllung.

b Mittlere bis späte arterielle Phase nach i. a. Priscol-Gabe. Unveränderte Gefäßmorphologie. Gefäßwandunregelmäßigkeiten, segmentale Stenosen und multiple Verschlüsse im Bereich der Mittelhand- und Digitalarterien (↑). Unvollständige Darstellung des tiefen Hohlhandbogens bei segmentalen multiplen Stenosen der A. radialis (↑).

c Späte arterielle Phase nach i. a. Priscol-Gabe (Ausschnitt). Unveränderte Gefäßmorphologie. Gefäßfragmentation. Segmental betonte Wandveränderungen mit multiplen Stenosen und Verschlüssen (↑).

d Klinischer Aspekt.

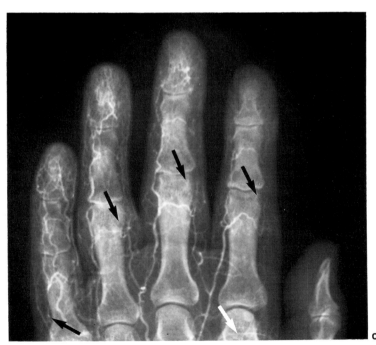

c

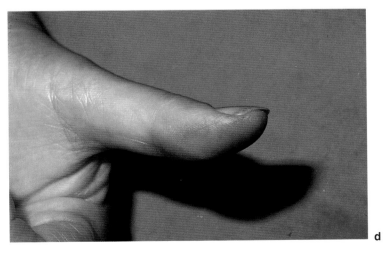

d

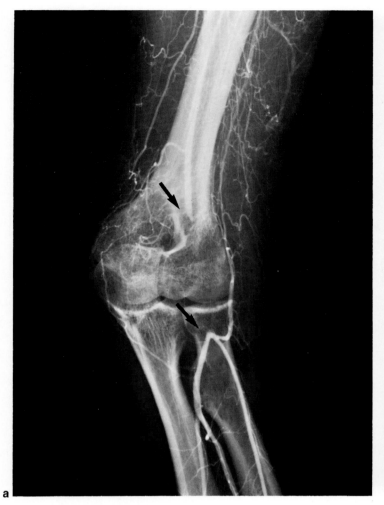
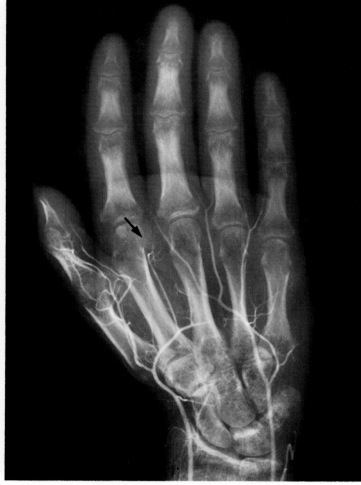

Abb. 3.**44a–e** 21jähriger Patient mit dem klinischen Bild einer Dermatomyositis. Ausgeprägte Raynaud-Symptomatik im Bereich der linken Hand.

a Gefäßdarstellung des linken Ober- und proximalen Unterarmes. Segmentaler Gefäßverschluß der A. brachialis mit kurzer Verschlußstrecke (↑). Ausgeprägte Kollateralisation mit Überbrückung der Verschlußstrecke und Auffüllung aller großen Unterarmarterien.

b Arteriographie der linken Hand. Frühe arterielle Phase. Gefäßengstellung und allgemeine Gefäßtonuserhöhung. Beginnende Füllung der Digitalarterien an der Basis der Phalangen. Verschluß der Mittelhandarterie MCII (↑).

c, d Mittlere bis späte arterielle Phase. Unveränderte Gefäßmorphologie mit Tonuserhöhung. Erheblich verzögerte Einstromphase mit fadenförmig enggestellten, z.T. geschlängelten Digitalarterien. Fadenförmige Stenosierung. Multiple Verschlüsse DI–DV (↑). Ungleichmäßig verzögerte akrale Füllung.

e Beide Hände zum Zeitpunkt der durchgeführten Arteriographie.

Beurteilung: Fortgeschrittener Gefäßprozeß im Rahmen einer Dermatomyositis.

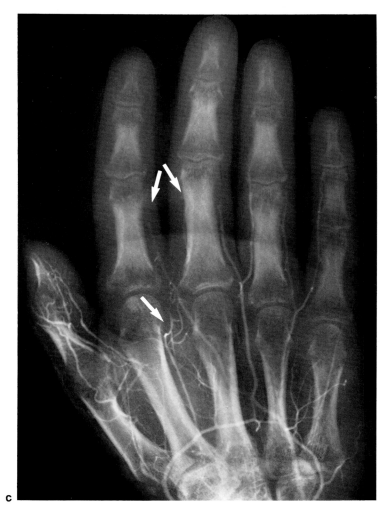

c

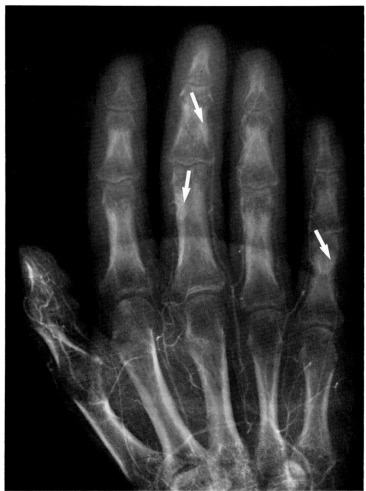

d

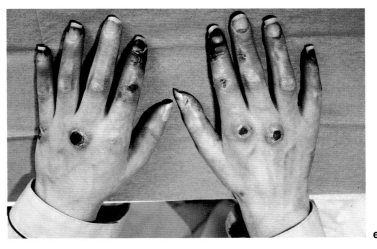

e

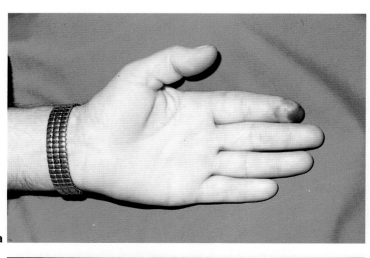

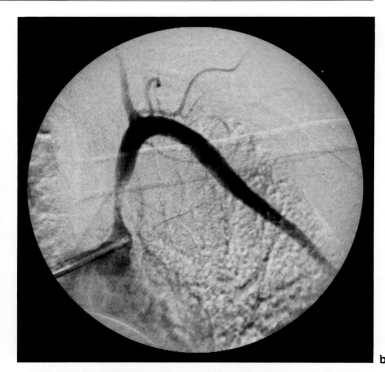

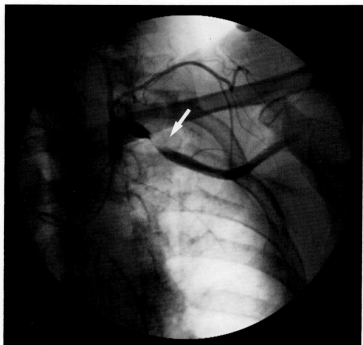

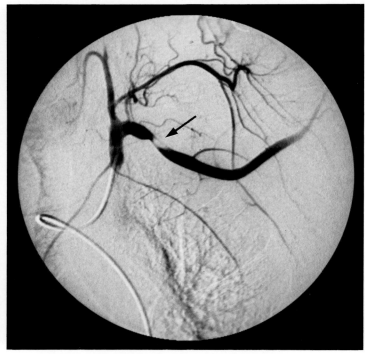

Abb. 4.**8a–e** 53jähriger Patient mit ausgeprägter Raynaud-Symptomatik links.

a Eine Gangrän DII der linken Hand brachte der Patient ursächlich mit einer Verbrennung am Arbeitsplatz in Zusammenhang.

b Arterielle DSA in Adduktionsstellung. Etwas verminderte Gefäßfüllung am Abgang der A. subclavia links bei selektiv liegendem Katheter. Im weiteren Verlauf ist eine Stenosierung oder Wandveränderung nicht nachweisbar.

c Selektive Darstellung in Abduktionsstellung. Hochgradige zirkuläre Stenose der A. subclavia (↑), ca. 1 cm distal des Abgangs der A. vertebralis.

d Selektive Darstellung der A. subclavia in Hyperabduktionsstellung (DSA); wie in **c** hochgradige fadenförmige Stenose der A. subclavia distal des Abgangs der A. vertebralis (↑).

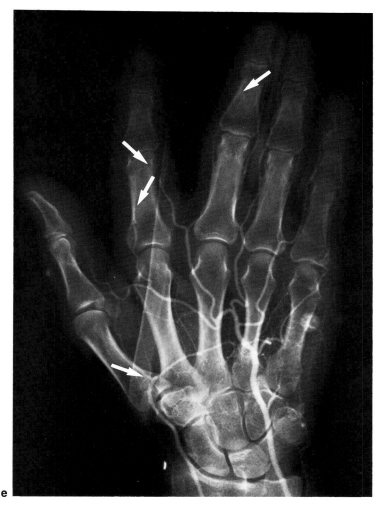

e

e Darstellung der Unterarm- und Handarterien, späte arterielle Phase. Abgesehen von einer allgemeinen Tonuserhöhung regelrechte Darstellung der Unterarmarterien bis zum Hohlhandbogen. Multiple Verschlüsse im Radialisversorgungsbereich, der A. princeps policis, der Digitalarterien DII und DIII ulnar (↑) als Hinweis auf Embolien. Keine Änderung der Gefäßmorphologie in der späten arteriellen und venösen Phase.

Beurteilung: Thoracic-outlet-Syndrom. Abgangsnahe symptomatische Stenose der A. subclavia links mit Embolisation in die linke Hand. Operation: Karotis-Subklavia-Bypass links und Resektion der 1. Rippe bei Abgangsstenose der A. subclavia links.

Abb. 3.**34a−c**   44jährige Patientin mit klinisch gesicherter Sklerodermie.

a Arteriographie der rechten Hand vor i. a. Priscol-Gabe. Normale Darstellung der Unterarm- und Mittelhandgefäße. Fragmentarische Darstellung der Digitalarterien mit multiplen segmentalen Stenosen und Verschlüssen. Unruhig gestaltetes Gefäßbild. Spärliche Kollateralisation, verzögerte akrale Füllung.

b Ausschnitt nach i. a. Priscol-Gabe. Mittlere arterielle Phase. Unveränderte Gefäßmorphologie mit Fragmentation, segmentalen Stenosen und Verschlüssen. Spärliche Kollateralisation. Verzögerte, ungleichmäßige akrale Füllung.

c Späte arterielle Phase nach i. a. Priscol-Gabe. Unveränderte schwere Gefäßmorphologie im Bereich der Digitalarterien DII−DV. Spärliche Kollateralisation. Schwere, von distal körperstammwärts fortschreitende Gefäßwandveränderungen. Verschlußebene im mittleren Verlauf der Digitalarterien. Ungeordnetes Gefäßbild, Fragmentation. Keine Beteiligung der großen Unterarmgefäße.

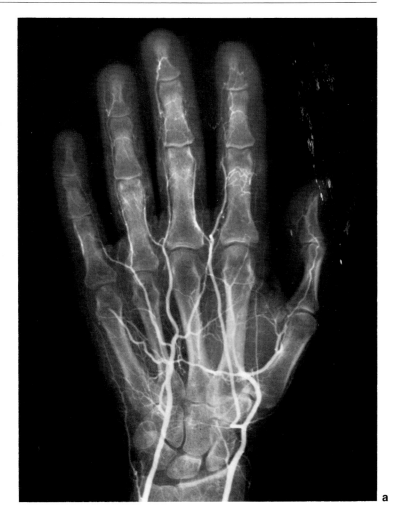

a

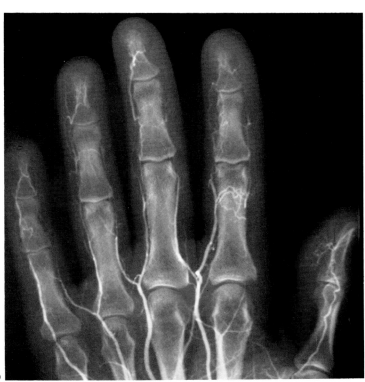

b

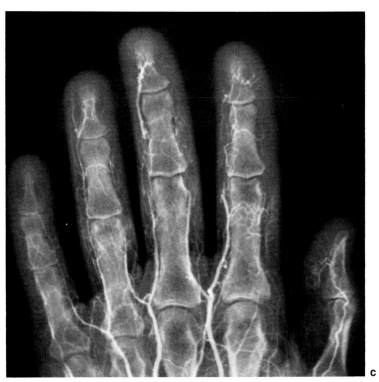

c

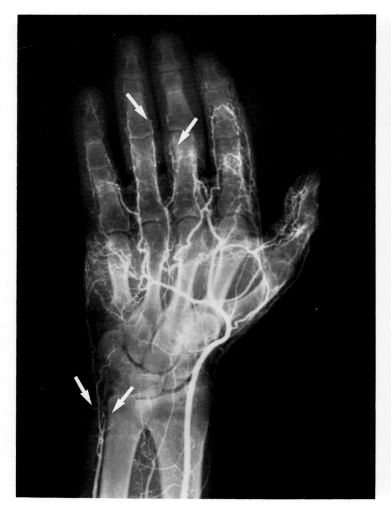

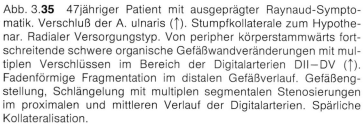

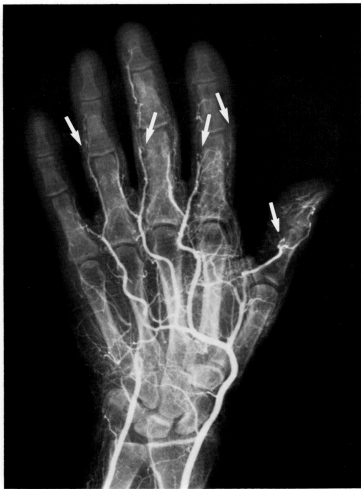

Abb. 3.**35** 47jähriger Patient mit ausgeprägter Raynaud-Symptomatik. Verschluß der A. ulnaris (↑). Stumpfkollaterale zum Hypothenar. Radialer Versorgungstyp. Von peripher körperstammwärts fortschreitende schwere organische Gefäßwandveränderungen mit multiplen Verschlüssen im Bereich der Digitalarterien DII–DV (↑). Fadenförmige Fragmentation im distalen Gefäßverlauf. Gefäßengstellung, Schlängelung mit multiplen segmentalen Stenosierungen im proximalen und mittleren Verlauf der Digitalarterien. Spärliche Kollateralisation.

Beurteilung: Charakteristische Gefäßmorphologie bei Sklerodermie.

Abb. 3.**36** 58jährige Patientin mit klinischem Verdacht auf Sklerodermie. Arteriogramm der rechten Hand nach i. a. Priscol-Gabe. Normale Darstellung der großen Unterarmgefäße bis zum Hohlhandbogen und der Aa. digitales palmares communes. Ausgedehnte organische Gefäßwandveränderungen der Aa. digitales palmares propriae mit segmentalen Stenosierungen und Verschlüssen (↑). Ungeordnetes, bizarres Gefäßbild von akral körperstammwärts fortschreitend. Spärliche Kollateralisation. Stumpfkollateralen.

Beurteilung: Charakteristisches Gefäßbild bei Sklerodermie.

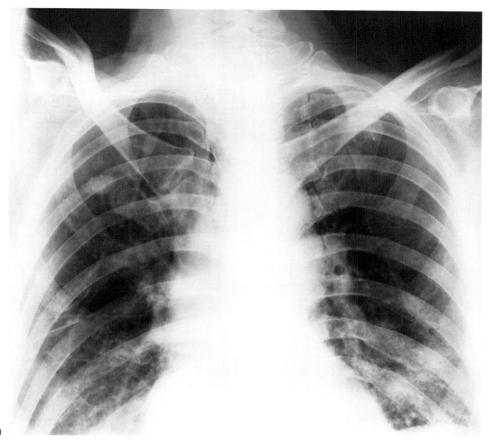

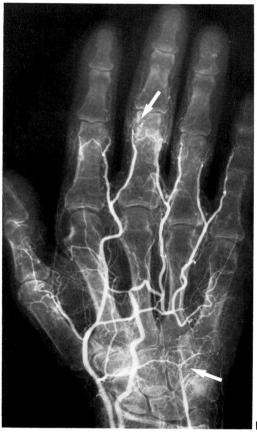

Abb. 3.**37a—c**   67jähriger Patient. Ausgeprägte Raynaud-Symptomatik.

a Thoraxübersichtsaufnahme im Liegen. Interstitielle Strukturvermehrung über beiden Unterfeldern im Sinne einer viszeralen Beteiligung bei Sklerodermie.

b Arteriographie der rechten Hand. Mittlere arterielle Phase nach i. a. Priscol-Gabe. Verschluß der A. ulnaris (↑). Kompensatorisch kräftig ausgebildete A. radialis. Radialer Versorgungstyp. Von peripher körperstammwärts fortschreitende schwere organische Gefäßwandveränderungen DI—DV mit Verschlüssen der Digitalarterien im mittleren Verlauf (↑). Gefäßfragmentation im distalen Verlauf DI—DV mit fadenförmigen, ungeordneten Gefäßfragmenten. Verzögerte akrale Füllung. Spärliche Kollateralisation.

c Späte arterielle Phase und Übergang zur venösen Phase. Ausschnitt DII—DV. Unveränderte schwere Gefäßmorphologie der Digitalarterien bei Sklerodermie wie in **b**.

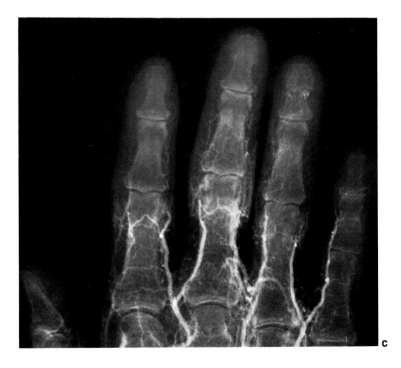

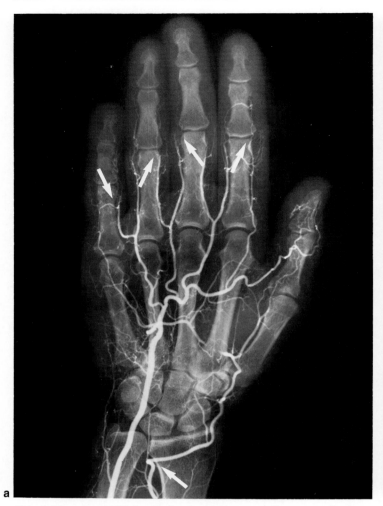
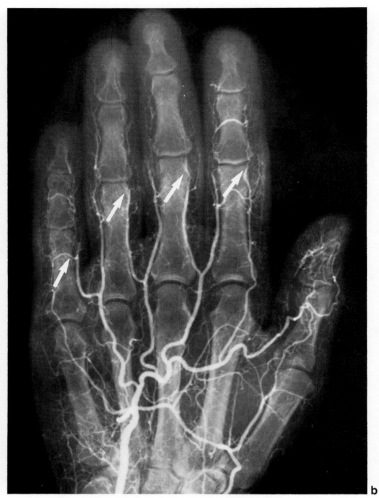

Abb. 3.**38a**—**b**   49jährige Patientin mit Raynaud-Symptomatik. Arteriographie der rechten Hand.

a Mittlere arterielle Phase nach i. a. Priscol-Gabe. Verschluß der A. radialis. Kompensatorisch kräftige Ausbildung der A. ulnaris und A. interossea (↑). Kräftige Stumpfkollateralen von der A. interossea zum tiefen Hohlhandbogen. Von peripher körperstammwärts fortschreitende schwere organische Gefäßwandveränderungen mit ungeordnetem Gefäßbild, fadenförmiger Gefäßfragmentation DII—DV. Verschlüsse im mittleren Verlauf der Digitalarterien (↑) mit Ausbildung spärlicher Kollateralen. Verschlußebene im mittleren Drittel der Digitalarterien. Fehlende akrale Füllung.

b Späte arterielle und beginnende venöse Phase nach i. a. Priscol-Gabe (Ausschnitt). Weiterhin unzureichende akrale Füllung bei unverändert schweren organischen Gefäßwandveränderungen der Digitalarterien im distalen Verlauf im Sinne einer Sklerodermie. Charakteristisch: von distal nach proximal fortschreitender Prozeß.

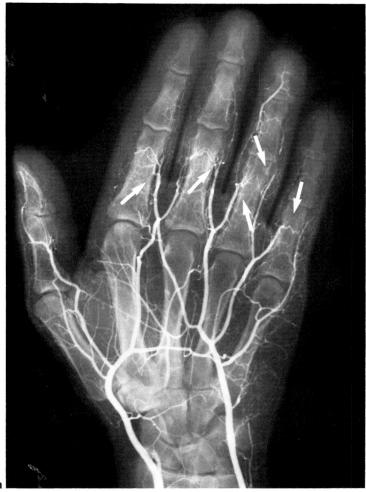
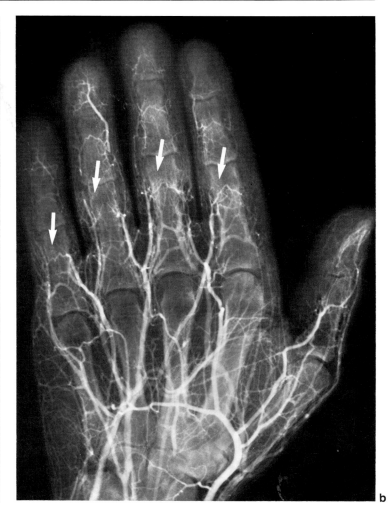

Abb. 3.**39a−b** 23jähriger Patient. Seit 2½ Jahren rezidivierende Ischämie der Finger 2−5 mit anfallsweisem Auftreten von Blässe, Rötung und Zyanose. Kältetest positiv. Klinisch Zeichen der trophischen Störung der Fingernägel, herabgesetzte Temperatur, marmorierte, zyanotisch-rötliche Handinnenflächen. Die Fingerendglieder 2 und 3 zeigen klinisch Veränderungen im Sinne einer beginnenden Sklerodermie.

a Mittlere arterielle Phase nach i. a. Priscol-Gabe. Normale Darstellung der großen Unterarmgefäße und der Gefäße im Bereich der Mittelhand. Verschluß der Digitalarterien DII−DV im proximalen Verlauf (↑). Kollateralisation über die Aa. arcuatae in Verschlußhöhe. Abrupte und fadenförmige Verschlüsse im Bereich des mittleren und distalen Verlaufs der Digitalarterien mit einem ungeordneten Gefäßbild mit Gefäßfragmentation. Verzögerte akrale Füllung. Gefäßprozeß, der von distal nach proximal fortschreitet und eine relativ gleichmäßige Verschlußhöhe im Digitalarterienbereich zeigt.

b Späte arterielle und venöse Phase. Unveränderte Gefäßmorphologie mit der Verschlußsymptomatik der Digitalarterien.

Beurteilung: Charakteristisches Gefäßbild wie bei fortgeschrittener Sklerodermie.

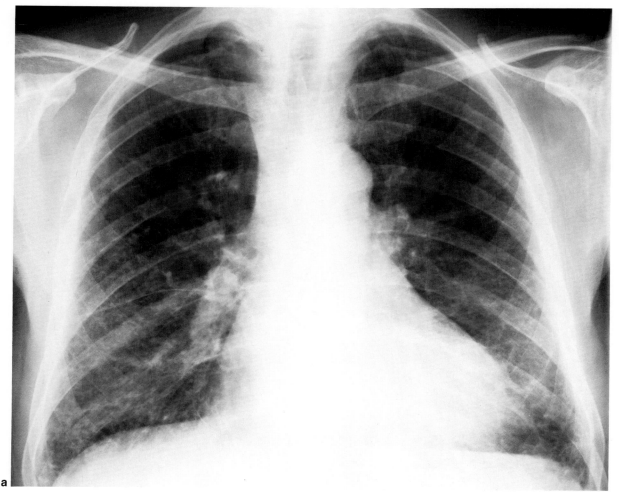

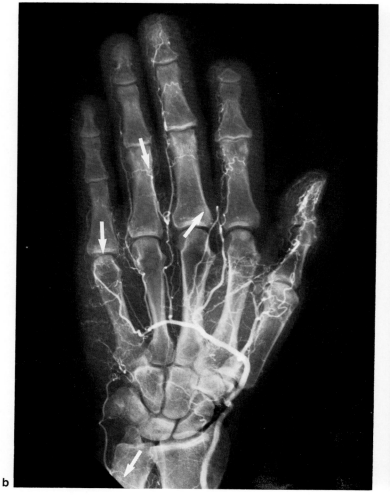

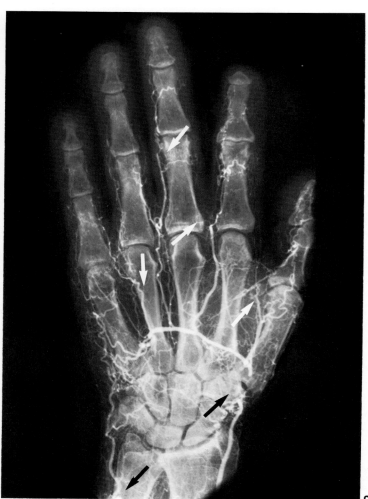

Lupus erythematodes

Definition und Häufigkeit

Der systemische Lupus erythematodes (SLE) ist wie die Sklerodermie eine generalisierte Gefäß-Bindegewebe-Erkrankung, jedoch mit etwas anderem Akzent des Gefäßbefalls. So wird die vaskuläre Symptomatik von einer Immunvaskulitis an der Endstrombahn, vor allem mit arteriolären und postkapillär-venolären Läsionen (Ferrante u. Mitarb. 1982), nicht von arteriitischen Prozessen der Zubringer- und Verteilergefäße dominiert. Bis heute bleiben Makroangiopathien bei SLE deshalb Gegenstand kasuistischer Mitteilungen.

Während das Raynaud-Phänomen unter den Klassifikationskriterien des Lupus erythematodes 1971 mit einer Spezifität von 99% (Cohen u. Mitarb. 1971) noch eine bedeutende Position einnahm, wurde es bei einer Revision 10 Jahre später wegen zu geringer Spezifität und Sensitivität nicht mehr unter diese Kriterien aufgenommen (Tan u. Mitarb. 1982).

Unberührt davon bleibt die Tatsache, daß das Raynaud-Phänomen beim Lupus erythematodes immer wieder als häufige Krankheitsmanifestation, ja unter Umständen als Frühsymptom der Erkrankung beschrieben wird (Ansari 1986, Bakker u. Mitarb. 1989, Dubois 1976, Goebel 1987, Watson 1989).

Die Inzidenz wird in den USA mit 2,4 Frauen und mit 0,3 Männern pro 100 000 Einwohner im Jahr angegeben. Die Angaben zur Prävalenz schwanken zwischen 50 und 70 pro 100 000 Frauen und liegen deutlich niedriger für Männer. Frauen dominieren mit einem Krankheitsbeginn zwischen dem 15. und 40. Lebensjahr; im Erwachsenenalter beträgt das Geschlechtsverhältnis etwa 10:1. Es scheint rassische und sozioökonomische Einflüsse auf den Krankheitsverlauf zu geben (Hughes 1988, Ward 1990).

Ätiologie und Pathogenese

Sie sind im einzelnen zwar unklar, schließen aber eine genetische Disposition zu Autoimmunprozessen mit Ablagerungen von Immunkomplexen in den verschiedensten Organen und Geweben ein. Für die Vaskulitis pathognomonisch ist das Eindringen löslicher Antigen-Antikörper-Komplexe in die Gefäßwand mit fibrinoider Verquellung.

◀ Abb. 3.**40a–c** 69jähriger Patient mit ausgeprägter Raynaud-Symptomatik. Verlaufsbeobachtung.

a Thoraxübersichtsaufnahme 1991. Interstitielle Strukturvermehrung im Bereich beider Lungen mit einer Betonung der Unterfelder beiderseits als Ausdruck einer viszeralen Beteiligung bei Sklerodermie.

b Arteriographie August 1989. Verschluß der A. ulnaris (↑) mit Stumpfkollateralen zum Hypothenar und tiefen Hohlhandbogen. Multiple segmentale Stenosierungen und Gefäßverschlüsse (↑) im Bereich der Aa. digitales palmares communes III–V und der Aa. digitales palmares propriae (↑), Gefäßfragmentation und Schlängelung, Engstellung. Ungleichmäßig verzögerte akrale Füllung. Spärliche Kollateralisation.

c Kontrollarteriographie vom Juni 1991. Progredienter Gefäßprozeß, von distal körperstammwärts fortschreitend, mit multiplen Stenosen und Verschlüssen (↑) im Bereich der Mittelhand- und Digitalarterien. Gefäßschlängelung, Engstellung und Fragmentation. Spärliche Kollateralisation. Zwischenzeitlich erfolgter Verschluß der A. radialis (↑) mit Auffüllung des tiefen Hohlhandbogens über ein kollaterales Gefäßnetz.

Für die Neigung zu thrombotischen Gefäßverschlüssen wird u. a. ein Anticardiolipinantikörper verantwortlich gemacht, der entweder die Plättchenmembran (Hughes u. Mitarb. 1986) oder aber die Endothelzellen schädigt, was zu einer verminderten Prostacyclinbildung führt (Carreras u. Mitarb. 1981).

Diagnostik

Als klassische diagnostische Kriterien gelten – vor dem Hintergrund differenter rheumatologischer, dermatologischer, nephrologischer, hämatologischer, pneumologischer und kardiologischer Symptome (Abb. 3.**41**) – eine Anämie, der Nachweis von C-reaktivem Protein, antinukleären Antikörpern (ANA) sowie von dsDNA. Tab. 3.**8** faßt die vaskulären Manifestationen des Lupus erythematodes zusammen.

Arteriographie

Die Angiographie spielt bei der primären Diagnostik des Lupus erythematodes keine Rolle. Kaufman u. Mitarb. (1986) empfehlen ihre Durchführung jedoch bei jeglichem Verdacht auf einen Arterienverschluß; denn: „loss of any palpable pulse is a serious event in patients with SLE".

Viel seltener als bei der Sklerodermie kommt es auch beim Lupus erythematodes zum Auftreten von Digitalarterienverschlüssen. Im Vergleich zur Sklerodermie zeigt das Verschlußmuster keine charakteristischen Züge. In der

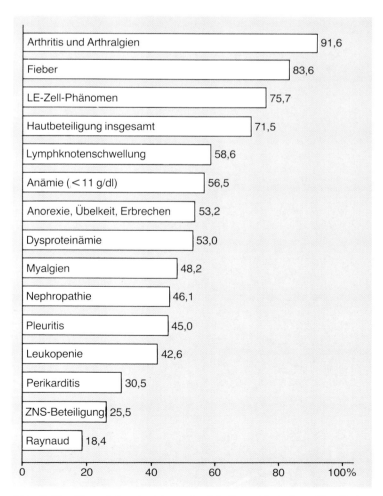

Manifestation	%
Arthritis und Arthralgien	91,6
Fieber	83,6
LE-Zell-Phänomen	75,7
Hautbeteiligung insgesamt	71,5
Lymphknotenschwellung	58,6
Anämie (<11 g/dl)	56,5
Anorexie, Übelkeit, Erbrechen	53,2
Dysproteinämie	53,0
Myalgien	48,2
Nephropathie	46,1
Pleuritis	45,0
Leukopenie	42,6
Perikarditis	30,5
ZNS-Beteiligung	25,5
Raynaud	18,4

Abb. 3.**41** Kumulative Inzidenz der häufigen klinischen Manifestationen bei systemischem Lupus erythematodes (n = 520; nach Dubois).

Tabelle 3.**8** Vaskuläre Manifestation des Lupus erythematodes bei 50 Patienten (nach Ansari)

Symptom	n	%
Arterielle Hypertonie	22	44
Vaskulitis	16	32
Raynaud-Phänomen	13	26
Teleangiektasien	10	20
Vorzeitige koronare Atherosklerose	3	6
Digitale Ulzerationen	3	6
Phlebothrombose	3	6
Embolie	2	4
Pulmonale Hypertonie	2	4
Portale Hypertonie	2	4
Keine Gefäßbeteiligung	10	20

frühen Krankheitsphase findet man neben einer Tonuserhöhung eine Streckung der Digitalarterien mit fadenförmiger Engstellung bzw. zunehmender Verdämmerung mit verzögerter oder fehlender akraler Füllung (Abb. 3.**42**). In den fortgeschrittenen Phasen der Krankheit kommt es neben der mehr oder weniger stark ausgeprägten Tonuserhöhung zu multiplen, fadenförmigen oder abrupten Stenosen und Verschlüssen mit meist hochgradig verzögerter akraler Füllung. Als Ausdruck eines organischen Gefäßumbaus ändert sich auch nach intraarterieller Gabe eines gefäßerweiternden Medikamentes das Gesamtbild bis auf eine verbesserte Einstromphase meist nicht. Differentialdiagnostisch ist die Abgrenzung zu charakteristischen Gefäßveränderungen z. B. bei der Thrombangiitis, der Sklerodermie oder der chronischen Polyarthritis meist nicht schwer. Lediglich in der frühen Phase können sich die Gefäßbilder der verschiedensten Bindegewebserkrankungen ähneln und eine Zuordnung unmöglich machen.

Literatur

Alarcon-Segovia, D., Ph. J. Osmundson: Peripheral vascular syndromes associated with systemic lupus erythematosus. Ann. intern. Med. 62 (1965) 907–919

Ansari, A., P. H. Larson, H. D. Bates: Vascular manifestations of systemic lupus erythematosus. Angiology 37 (1986) 423–432

Asherson, R. A., R. H. W. M. Derksen, E. N. Harris, P. J. Bingley, B. I. Hoffbrand, A. E. Gharavi, L. Kater, G. R. V. Hughes: Large vessel occlusion and gangrene in systemic lupus erythematosus and "lupus-like" disease. A report of six cases. J. Rheumatol. 13 (1986) 740–747

Bakker, F. C., J. A. Rauwerda, H. J. Bernelot-Moens, T. A. A. van den Broek: Intermittent claudication and limb-threatening ischemia in systemic lupus erythematosus and in SLE-like disease: A report of two cases and review of the literature. Surgery 106 (1989) 21–25

Bollinger, A., B. Fagrell: Clinical Capillaroscopy. Hogrefe & Huber, Bern 1990

Carreras, L. O., G. Defreyn, S. J. Machin: Arterial thrombosis, intrauterine death and lupus anticoagulant: Detection of immunglobulin interfering with prostacyclin formation. Lancet 1981/I, 244–246

Carreras, L. O., J. G. Vermylen: "Lupus" anticoagulant and thrombosis-possible role of inhibition of prostacyclin formation. Thrombos. and Haemost. 48 (1982) 38–40

Cohen, A. S., W. E. Reynolds, E. C. Franklin, J. P. Kulka, M. W. Ropes, L. E. Shuman, S. L. Wallace: Preliminary criteria for the classification of systemic lupus erythematosus. Bull. rheum. Dis 21 (1971) 643–648

Drew, P., R. A. Asherson, R. J. Zuk, F. J. Goodwin, G. R. V. Hughes: Aortic occlusion in systemic lupus erythematosus associated with antiphospholipid antibodies. Ann. rheum. Dis. 46 (1987) 612–616

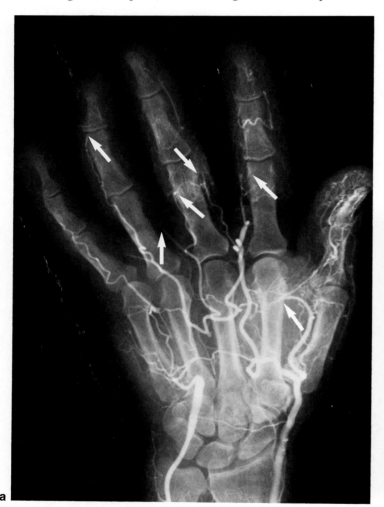

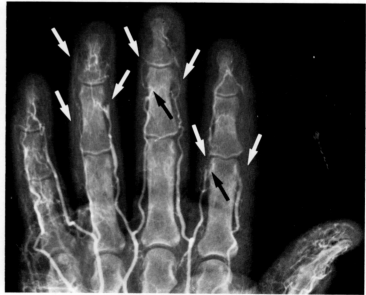

Abb. 3.**42a–b** 57jährige Patientin mit dem klinischen Verdacht auf Lupus erythematodes. Arteriographie der rechten Hand. Verlaufsbeobachtung.

a Angiogramm vom Juni 1981. Mittlere arterielle Phase. Multiple Stenosen und Verschlüsse (↑) im Bereich der Digitalarterien DII–DV mit Ausbildung von Kollateralen. Segmentale Wandunregelmäßigkeiten und Gefäßfragmente, ungleichmäßige akrale Füllung. Dezente Wandunregelmäßigkeiten der großen Unterarmgefäße und der Aa. digitales palmares communes.

b Angiogramm vom Juli 1981. Mittlere und späte arterielle bis venöse Phase. Unveränderte Gefäßmorphologie im Bereich der Digitalarterien. Segmentale Wandveränderungen, Stenosierungen und multiple Verschlüsse (↑). Von akral körperstammwärts fortschreitender Gefäßprozeß. Ungleichmäßige, verzögerte akrale Füllung.

Dubois, E. L.: Lupus Erythematosus, 2nd ed. University South California Press, Los Angeles 1974 (pp. 296–305)

Dubois, E. L., J. D. Arterberry: Gangrene as a manifestation of systemic lupus erythematosus. J. amer. med. Ass. 181 (1962) 366–374

Dubois, E. L., D. L. Tuffanelli: Clinical manifestations of systemic lupus erythematosus. J. amer. med. Ass. 190 (1964) 104–111

Elias, M., A. Eldor: Thromboembolism in patients with the 'Lupus'-type circulating anticoagulant. Arch. intern. Med. 144 (1984) 510–515

Ferrante, F. M., G. E. Myerson, J. A. Goldman: Subclavian artery thrombosis mimicking the aortic arch syndrome in systemic lupus erythematosus. Arthr. and Rheum. 25 (1982) 1501–1504

Goebel, K. M.: Früherkennung des systemischen Lupus erythematodes. Dtsch. med. Wschr. 112 (1987) 1990–1993

Hughes, G. R. V.: Systemic lupus erythematosus. Med. J. 64 (1988) 517–521

Hughes, G. R. V., N. N. Harris, A. E. Gharavi: The anticardiolipin syndrome. J. Rheumatol. 13 (1986) 486–489

Igarashi, T., S. Hagaoka, K. Matsunaga, K. Katoh, Y. Ishigatsubo, K. Tani, T. Okubo, J. T. Lie: Aortitis syndrome (Takayasu's arteriitis) associated with systemic lupus erythematosus. J. Rheumatol. 16 (1989) 1579–1583

Kaufmann, J. L., E. Bancilla, J. Slade: Lupus vasculitis with tibial artery thrombosis and gangrene. Arthr. and Rheum. 29 (1986) 1291–1292

Khamashta, M., G. R. V. Hughes: Antiphospholipid antibodies, thrombosis and vasculitis. Postgrad. med. J. 65 (1989) 691–704

Meske, S., P. Vaith, B. Lang, A. Beck, P. Billmann, K. Hasler, W. H. Hörl, H. H. Peter: Vorfußgangrän bei Lupus erythematodes disseminatus mit Beteiligung großer Gliedmaßenarterien. Med. Klin. 81 (1986) 726–730

Peller, J. S., G. T. Gabor, J. M. Porter, R. M. Bennet: Angiographic findings in mixed connective tissue disease. Arthr. and Rheum. 28 (1985) 768

Tan, E. M., A. S. Cohen, J. F. Fries, A. T. Masi, D. J. McShane, N. F. Rothfield, J. G. Schaller, N. Talal, R. J. Winchester: The 1982 revised criteria for the classification of systemic lupus erythematosus. Arthr. and Rheum. 25 (1982) 1271–1277

Ward, M. M., S. Studenski: Clinical manifestations of systemic lupus erythematosus. Arch. intern. Med. 150 (1990) 849–853

Watson, R.: Cutaneous lesions in systemic lupus erythematosus. Med. Clin. N. Amer. 73 (1989) 1091–2009

Wegenersche Granulomatose

Definition und Häufigkeit

Die Wegenersche Granulomatose ist eine nekrotisierende granulomatöse Vaskulitis des oberen und unteren Respirationstraktes, die mit einer Glomerulonephritis einhergeht. Die Vaskulitis kann aber über diesen Bereich hinausgreifen und generalisiert die kleinen Arterien und Venen in den Krankheitsprozeß einbeziehen. Während sie früher als respiratorenaler Typ der Panarteriitis nodosa bezeichnet wurde, sieht man sie heute, bestätigt durch immunologische Untersuchungen (v. d. Woude u. Mitarb. 1985, Groß u. Mitarb. 1986), als nosologische Entität (Fauci u. Mitarb. 1983).

Die Wegenersche Granulomatose ist nicht ganz so selten, wie man bisher annahm, genaue Angaben über Prävalenz und Inzidenz fehlen jedoch. Sie tritt bei Männern etwas häufiger auf als bei Frauen (1,6 : 1), ihr Häufigkeitsgipfel liegt im 5. Lebensjahrzehnt, jedoch erkranken auch Säuglinge und Greise (Andrasy u. Mitarb. 1987, Hoppe-Seyler 1986).

Ätiologie und Pathogenese

Ätiologie und Pathogenese sind unbekannt. Wahrscheinlich handelt es sich um Autoimmunreaktionen auf Infekte der oberen Luftwege. Ein spezifisches Antigen wurde bisher aber nicht gefunden.

Diagnostik

Neben die führende klinische Symptomatik mit Beteiligung des oberen (Rhinitis, Sinusitis) und unteren (Hämoptysis, pneumonische Infiltrate) Respirationstraktes in Verbindung mit einer Nierenaffektion treten die histologischen Untersuchungen, am aussagekräftigsten von Lungengewebe, mit dem Befund einer nekrotisierenden Vaskulitis mit riesenzellreichen Granulomen. Mit dem Nachweis von antizytoplasmatischen Autoantikörpern steht jetzt ein immunologischer Test mit einer Spezifität von 99% zur Verfügung. Die Sensitivität ist abhängig von der Krankheitsaktivität und dem Krankheitsausmaß.

Da die vaskulitischen Granulome größere Arterien einbeziehen können, sind auch bei der Wegenerschen Granulomatose, wenngleich selten, ein sekundäres Raynaud-Phänomen (Wagner u. Alexander 1985) und eine Gangränbildung (Phillips 1983) beschrieben worden.

Arteriographie

Während unter den Kollagenosen die Sklerodermie eine typische angiographische Gefäßmorphologie aufweist, kann dies für die Wegenersche Granulomatose nicht mit gleicher Sicherheit gesagt werden. Sie zeigt zwar ebenfalls eine Gefäßengstellung und Schlängelung mit fadenförmiger Verdämmerung, zirkulären Stenosen und Verschlüssen (Abb. 3.**43**, s. Farbtafel I). Die verzögerte akrale Füllung und venöse Phase lassen sich auch nach intraarterieller Gabe eines gefäßerweiternden Medikaments meist nicht verbessern. Während aber die Gefäßveränderungen bei der Sklerodermie führend sind, ist dies bei der nekrotisierenden Vaskulitis der Wegenerschen Granulomatose nicht der Fall. Die Einordnung in ein typisches Schema gelingt nicht. In späten Krankheitsstadien kann die Gefäßmorphologie sowohl einer Thrombangiitis obliterans als auch einer Sklerodermie ähneln.

Literatur

Andrasy, K., E. Ritz, J. Koderisch: Neue Aspekte zur klinischen Manifestation, Diagnose und Therapie der Wegenerschen Granulomatose. Inn. Med. 14 (1987) 10–16

Carrington, C. B., A. A. Liebow: Limited forms of angiitis and granulomatosis of Wegener's type. Amer. J. Med. 41 (1966) 497–527

Fauci, A. S., B. F. Haynes, P. Katz, Sh. M. Wolff: Wegener's Granulomatosis: Prospective clinical and therapeutic experience with 85 patients for 21 years. Ann. intern. Med. 98 (1983) 76–85

Gross, W. L.: Wegenersche Granulomatose. Immunologische Aspekte zur Diagnostik, Genese und Therapie. Immun. u. Infekt. 15 (1987) 15–25

Gross, W. L., G. Lüdemann, G. Kiefer, H. Lehmann: Anticytoplasmic antibodies in Wegener's granulomatosis. Lancet 1986/I, 806

Hoppe-Seyler, G.: Diagnose der Wegenerschen Granulomatose. Dtsch. med. Wschr. 111 (1986) 142–143

Howell, S. B., W. V. Epstein: Circulating immunoglobulin complexes in Wegener's granulomatosis. Amer. J. Med. 60 (1976) 259–267

Imbach, P.: Wegenersche Granulomatose. Inn. Med. 39 (1977) 33

Phillips, R. W.: Wegener's granulomatosis and gangrene in the feet. Ann. intern. Med. 99 (1983) 571

Pinching, A. J., C. M. Lockwood, B. A. Pussel, A. J. Rees, P. Sweny, D. J. Evans, N. Bowley, D. K. Peters: Wegener's granulomatosis: observations on 18 patients with severe renal disease. J. Med. 208 (1983) 435–460

Wagner, H. H., K. Alexander: Der differentialdiagnostische Stellenwert des Handarteriogramms beim primären und sekundären Raynaud-Syndrom. Fortschr. Röntgenstr. 142 (1985) 1–18

Wegener, F.: 50 Jahre Wegenersche Granulomatose. Immun. u. Infekt. 18 (1990) 11–19

v. d. Woude, F. J., S. Lobatto, H. Permin, M. v. d. Giessen, N. Rasmussen, A. Wijk, L. A. van Es, G. K. v. d. Hem: Autoantibodies against neutrophils and monocytes: tool for diagnosis and marker of disease activity in Wegener's granulomatosis. Lancet 1985/I, 425–429

Dermatomyositis

Definition und Häufigkeit

Diese nichtbakterielle entzündliche Haut-Muskel-Erkrankung geht mit symmetrischer Muskelschwäche, vornehmlich der Schultergürtel- und Beckengürtelregion, einher. Hierzu gesellen sich livide Exantheme, bevorzugt über dem Handrücken und an den Fingern, aber auch über den Streckseiten der großen Gelenke und im Gesicht. Häufig sind kardiale, pulmonale, gastrointestinale sowie Gelenkmanifestationen.

Bevorzugt betroffen ist – außer bei der kindlichen Form – das 4.–6. Lebensjahrzehnt; Frauen überwiegen im Verhältnis von etwa 3:1 gegenüber dem männlichen Geschlecht. Die Prävalenz wird mit 8 pro 100 000 angegeben, die Inzidenz mit 5 Fällen pro 1 Million Einwohner im Jahr.

Überlappungssyndrome betreffen die progressive systemische Sklerose, den systemischen Lupus erythematodes, die chronische Polyarthritis und das Sjögren-Syndrom (sog. Mischkollagenosen). Sie befallen vor allem jüngere Patienten.

Mitteilungen über eine vaskuläre Manifestation beziehen sich meist auf Veränderungen der kapillären Strombahn (Maricq u. Mitarb. 1976). Feldmann u. Mitarb. (1983) von der John Hopkins University berichteten erstmals über ein größeres Kollektiv, wobei 4 von 21 Kranken mit Dermatomyositis, d. h. fast 20%, an einer kutanen Vaskulitis litten; bei Patienten mit paraneoplastischer Myositis war sogar jeder 3. Patient von einer kutanen Vaskulitis betroffen. Aber auch subkutane Fingerarterien können befallen sein, wie kasuistische Mitteilungen über Patienten mit Fingergangrän belegen (Littlejohn u. Mitarb. 1983).

Ätiologie und Pathogenese

Die Krankheitsursache ist unbekannt; es wird diskutiert, daß es sich um eine virusinduzierte Autoaggressionskrankheit handele. Eine genetische Disposition ist hypothetisch. Eine Besonderheit stellt die paraneoplastische Dermatomyositis mit ebenfalls ungeklärter Pathogenese dar.

Diagnostik

Leitsymptome sind neben proximaler Muskelschwäche, Dysphagie und Befall der Atemmuskulatur, Muskelenzymerhöhungen (CK, OT, PT, LDH), vielgestaltige Veränderungen in der Muskelbiopsie und im EMG sowie die typischen Hauterscheinungen. Etwa jeder 5. Patient leidet an einer Raynaud-Symptomatik. Dabei handelt es sich um ein sekundäres Raynaud-Phänomen, das mit paraungualen und Nagelbettinfarzierungen bis zur digitalen Gangränbildung einhergehen kann. Histologisch sieht man lumenverschließende, plättchenreiche Thromben der subkutanen Arterien mit intakter Elastica interna und fehlenden Entzündungszeichen. Kapillarmikroskopisch imponieren besonders bei schweren Verlaufsformen Veränderungen wie bei der Sklerodermie mit erweiterten Kapillarschlingen und ausgedehnten avaskulären Regionen.

Arteriographie

Angiographisch findet sich in Abhängigkeit vom Krankheitsstadium bei erhöhtem Gefäßtonus eine zunehmende Einengung des Gefäßlumens mit fadenförmiger Verdämmerung oder abruptem Gefäßverschluß. Besonders im mittleren und distalen Abschnitt erscheinen die Digitalarterien fragmentiert. Die akrale Gefäßfüllung ist verzögert (Abb. 3.**44**, s. Farbtafel IV, V). Die Ausbildung von Kollateralen ist – wie bei der Sklerodermie – eher spärlich. Angiographisch kann dann die Abgrenzung von dieser schwierig sein.

Literatur

Caro, Ivor: Dermatomyositis as a systemic disease. Med. Clin. N. Amer. 73 (1989) 1181–1192

Feldmann, D., M. C. Hochberg, Th. M. Zizic, M. B. Stevens: Cutaneous vasculitis in adult polymyositis/dermatomyositis. J. Rheumatol. 10 (1983) 85–89

Ganczarczyk, M. L., P. Lee, S. K. Armstrong: Nailfold capillary microscopy in polymyositis and dermatomyositis. Arthr. and Rheum. 31 (1988) 116–119

Littlejohn, G. O., J. H. N. Deck, J. G. Kelton, W. J. Reynolds: Dermatomyositis associated with platelet thrombi formation and responsive to antiplatelet therapy. J. Rheumatol. 10 (1983) 136–139

Maricq, H. R., G. Spencer-Green, E. C. LeRoy: Skin capillary abnormalities as indicators of organ involvement in scleroderma (systemic sclerosis), Raynaud's syndrome and dermatomyositis. Amer. J. Med. 61 (1976) 862

Spencer-Green, G., W. E. Crowe, J. E. Levinson: Nailfold capillary abnormalities and clinical outcome in childhood dermatomyositis. Arthr. and Rheum. 25 (1982) 954–958

Systemische Riesenzellarteriitis

Definition und Häufigkeit

Die häufigsten Manifestationsformen der systemischen Riesenzellarteriitis sind die Arteriitis cranialis und die Polymyalgia arteritica sive Polymyalgia rheumatica. Es handelt sich um eine nekrotisierende Panarteriitis meist mittelgroßer Arterien. Am bekanntesten ist der Befall der A. temporalis des alten Menschen. Grundsätzlich kann aber jede Arterie von den entzündlichen Veränderungen betroffen sein. Die Prävalenz steigt von 1,4 pro 100 000 Einwohner im 6. Lebensjahrzehnt auf 27 pro 100 000 Einwohner im 9. Lebensjahrzehnt. Die Inzidenz wird mit etwa 17 pro 100 000 und Jahr angegeben.

Ätiologie und Pathogenese

Die Ursache der Erkrankung ist unbekannt.

Diagnostik

Neben allgemeinen Krankheitszeichen wie Fieber, Schwäche, Schweißausbrüche, Appetitlosigkeit treten Schläfenkopfschmerz und Gesichtsschmerzen auf, bei anderen Kranken dominieren Myalgien der Schultergürtel-, seltener der Beckenregion. Bei 3% der Kranken tritt ein Raynaud-Phänomen auf (Calamia u. Hunder 1982).

Lichtscheu und schwere Sehstörungen zeigen den Befall der A. ophthalmica und damit die drohende Erblindung an.

Spezifische Serumparameter fehlen, die Beschleunigung der Blutsenkungsgeschwindigkeit ist ein gutes Maß der Krankheitsaktivität.

Diagnosesichernd ist die unter Umständen mehrfache Biopsie befallener Arterien, in aller Regel eines Astes der A. temporalis.

Arteriographie

Bei der Riesenzellarteriitis sind funktionelle und organische Gefäßwandveränderungen nachweisbar. Die Gefäßmorphologie ist im ausgeprägten Stadium gekennzeichnet durch fadenförmige, enggestellte und geschlängelte Gefäße vom distalen Unterarm bis zu den peripheren Abschnitten der Digitalarterien. Diese Veränderungen sowie Konturunregelmäßigkeiten, mehrfache segmentale Stenosierungen und Verschlüsse mit einer Gefäßfragmentation prägen das Gesamtbild (Abb. 3.**45**). Die Einstromphase ist im mittleren und fortgeschrittenen Stadium erheblich verzögert mit einer meist nicht sehr ausgeprägten Kollateralisation.

Literatur

Ayoub, W. T., C. M. Franklin, D. Torretti: Polymyalgia rheumatica. Amer. J. Med. 79 (1985) 309–315

Bengtsson, B. A., B. E. Malmvall: The epidemiology of giant cell arteritis including temporal arteritis and polymyalgia rheumatica. Arthr. and Rheum. 24 (1981) 899–904

Brückle, W.: Die Polymyalgia rheumatica. Internist 28 (1987) 639–643

Bussière, J. L., J. J. Dubost, A. Janin-Mercier, J. Amouroux, S. Rampon: Artérite temporale avec angéite nécrosante musculaire. Ann. Méd. interne 135 (1984) 523–525

Calamia, K. T., G. G. Hunder: Clinical manifestations of giant cell (temporal) arteritis. Clin. rheum. Dis. 6 (1980) 389–403

Chuang, T. Y., G. G. Hunder, D. M. Ilstrup, L. T. Kurland: Polymyalgia rheumatica. Ann. intern. Med. 97 (1982) 672–680

Kent, R. B., L. Thomas: Temporal artery biopsy. Amer. Surg. 56 (1990) 16–21

Sonnenblick, M., G. Nesher, A. Rosin: Nonclassical organ involvement in temporal arteritis. Semin. Arthr. Rheum. 19 (1989) 183–190

Vonesch, H. J., U. C. Dubach: Spielformen der Riesenzellarteriitis: diagnostische Schwierigkeiten und Bedeutung der Biopsie. Schweiz. med. Wschr. 113 (1983) 1049–1053

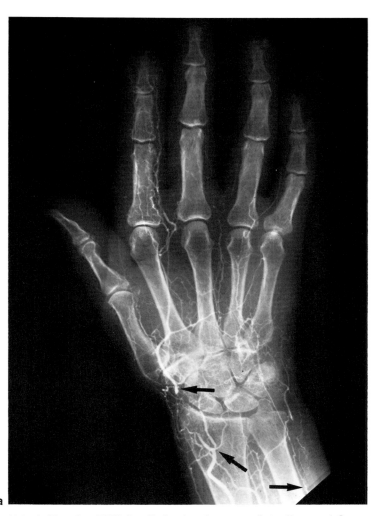

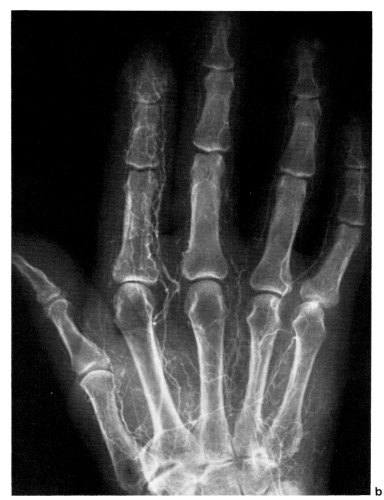

Abb. 3.**45a–b**   73jährige Patientin mit ausgeprägter Raynaud-Symptomatik der linken Hand. Röntgenmorphologie im Sinne einer Riesenzellarteriitis (Morbus Horton).

a Mittlere arterielle Phase. Schwere organische Gefäßveränderungen mit Stenosen im Bereich der A. ulnaris sowie der A. radialis gelenknah (↑). Stumpfkollateralen mit Versorgung der Mittelhand und partieller Darstellung des Hohlhandbogens. Generalisierte fadenförmige Engstellung, Konturunregelmäßigkeiten, segmentale Stenosierung und Schlängelung der Gefäße. Ungleichmäßige digitale Füllung mit fadenförmiger Engstellung der abschnittweise an der Basis dargestellten Digitalarterien sowie ihrer spärlichen Kollateralen. Schwerste Wandveränderungen im Bereich DII mit mehrfacher segmentaler Stenosierung.

b Unveränderte Gefäßmorphologie mit generalisierten, schweren organischen Gefäßwandveränderungen; fadenförmige Gefäße, multiple Stenosierungen und Verschlüsse. Gefäßfragmentation. Erheblich verzögerte Einstromphase mit fehlender akraler Füllung DI sowie DIII–DV. Weichteilverkalkung im unguikularen Bereich DIV.

Chronische Polyarthritis

Definition und Häufigkeit

Die chronische Polyarthritis ist als Kollagenose unbekannter Ätiologie definiert, die sich in aller Regel in zentripetaler Ausbreitung zunächst an den kleinen Gelenken der Extremitäten manifestiert. Dabei erstreckt sich die chronische Entzündung, von der Synovialis mit Zerstörung des Gelenkknorpels ausgehend, auch auf die benachbarten Strukturen der Gelenkkapsel, der Bänder, Sehnen und Muskeln.

Eine Sonderform ist die extraartikuläre Manifestation der chronischen Polyarthritis, deren markantestes klinisches Zeichen die Rheumaknoten sind, deren wesentliches pathologisch-anatomisches Substrat aber eine generalisierte Vaskulitis darstellt. Eine Neuropathie bei chronischer Polyarthritis spricht für eine generalisierte Vaskulitis.

Histologisch liegen diesen obliterierenden Arteriopathien des Patienten mit chronischer Polyarthritis zwei Arteriitisformen zugrunde, die beim selben Kranken gleichzeitig, nacheinander oder auch nur in einer ihrer Varianten auftreten können.

Zumeist handelt es sich um eine nichtnekrotisierende Arteriitis mit blanden Intimafibroblasten-Proliferationen und mit Thrombosen. Die subendotheliale Schwellung engt das Gefäßlumen spaltförmig ein oder verschließt es völlig. Die Elastica interna ist nur an einzelnen Stellen unterbrochen. Granulomatöse Zellen infiltrieren in manchen Fällen die Adventitia oder alle Wandschichten.

Selten findet man eine nekrotisierende Arteriitis mit fibronoider Nekrose aller Gefäßwandschichten. Diese Form ist histologisch nicht von der Panarteriitis nodosa abzugrenzen.

Beide Formen bevorzugen kleine Arterien und Arteriolen, sie treten segmentartig und disseminiert auf.

Schwere Verlaufsformen rheumatoider Vaskulitiden mit viszeraler Manifestation treten bei etwa 1% der Kranken mit chronischer Polyarthritis auf (Geierson u. Mitarb. 1987). Während bei der unkomplizierten Gelenkerkrankung Frauen deutlich dominieren, wird bei der rheumatoiden Vaskulitis ein Überwiegen der Männer 1,67 : 1,0) gefunden (Scott u. Mitarb. 1981).

Viel häufiger sind die blande verlaufenden digitalen Arterienverschlüsse, die meist der nichtnekrotisierenden Form zuzuordnen sind. Sie fanden sich bei 56,6% unausgewählt arteriographierter Patienten mit chronischer Polyarthritis (Tab. 3.9), nie jedoch vor dem 40. Lebensjahr. Dies entspricht genau den frühen handarteriographischen Befunden Virtamas (1959) mit Digitalarterienverschlüssen bei 6 von 10 Fällen chronischer Polyarthritis.

Ätiologie und Pathogenese

Das gehäufte Vorkommen hoher Titer des Rheumafaktors bei Kranken mit organischen Gefäßläsionen läßt an eine ursächliche Schädigung der Arterien durch Immunkomplexe denken, die besonders als IgG- und Komplementablagerungen in der Intima und Adventitia immunhistologisch nachzuweisen sind. Wahrscheinlich gelingt der Nachweis nur bei frischer Präzipitation, so daß negative immunhistologische Befunde nicht gegen eine schon länger zurückliegende Schädigung der Gefäßwand durch Rheumafaktoren und überschwere Immunkomplexe sprechen.

Hingegen hat die früher für die Häufung von Arterienverschlüssen bei chronischer Polyarthritis angeschuldigte chronische Glucocorticoidmedikation keine ätiologische Bedeutung. Eine aggravierende Rolle in der Pathogenese rheumatischer Arteriitiden ist hohen Glucocorticoiddosen oder häufig schwankenden Dosierungen, insbesondere bei der nekrotisierenden Arteriitis, aber nicht mit letzter Sicherheit abzusprechen.

Diagnostik

Die Abkühlungsangst des Rheumatikers, seine Neigung zu Kältegefühl und Mißempfindungen wie Ameisenlaufen, Brennen, Prickeln und Taubheitsgefühl, wechselnde Blässe und Zyanose der Akren sind fester Bestandteil typischer Krankheitsgeschichten. Sie sind Ausdruck der bereits in den frühen Krankheitsbeschreibungen hervorgehobenen Vasospastik des Kranken mit chronischer Polyarthritis. Ob es sich dabei um Prodromi einer späteren digitalen arteriellen Verschlußkrankheit handelt, ist nicht bekannt, aber eher unwahrscheinlich. Nach eigenen Untersuchungen ist bis zum 45. Lebensjahr bei Frauen mit chronischer Polyarthritis eine häufig sehr ausgeprägte generalisierte Engstellung der Unterarm- und Handarterien die Regel, mit steigendem Lebensalter wird die generalisierte Vasospastik bei Zunahme organischer Arterienläsionen aber seltener.

Scott u. Mitarb. (1981) haben anhand von 50 Patienten das klinische Erscheinungsbild der systemischen rheumatoiden Vaskulitis beschrieben. Es dominieren neben allgemeinen Krankheitszeichen kutane Manifestationen mit ungualen Läsionen, Ulzerationen oder Gangränbildung, insbesondere an den Händen und Füßen. Neben den Rheumaknoten (86%) sind vor allem Neuropathien pathognomonisch für eine Vaskulitis. Ihre viszeralen Manifestationen an Herz, Lunge, Niere und Gastrointestinaltrakt treten demgegenüber eher in den Hintergrund.

Während die nekrotisierende Vaskulitis zu schweren Krankheitsbildern führen kann, verläuft die digitale Manifestation der nichtnekrotisierenden Arteriitis klinisch in aller Regel blande und läßt sich oft nur bei gezielter Suche überhaupt nachweisen.

Die üblichen nichtinvasiven diagnostischen Methoden haben nur als Vorfelddiagnostik zu gelten, da lediglich die Arteriographie Mannigfaltigkeit und Charakteristika der rheumatischen Makroangiopathie belegen kann.

Tabelle 3.**9**   Handarteriographische Befunde bei chronischer Polyarthritis (nach Wittenborg)

	n	Alter (Jahre)	Krankheitsdauer (Jahre)	Rheumafaktor positiv	Glucocorticoidtherapie
Gesamtkollektiv	76	52,5	9,5	63%	60%
Arterienverschluß	45	56,6	10,3	82%	64%
Kein Arterienverschluß	31	48,4	7,8	32%	59%

Arteriographie

Nach unseren eigenen Untersuchungen an einem unausgewählten Krankengut, aber auch nach den Untersuchungsergebnissen anderer Arbeitsgruppen läßt sich bei der chronischen Polyarthritis in Abhängigkeit vom Krankheitsstadium ein Gefäßbild nachweisen, das sich deutlich von anderen Kollagenosen, insbesondere von der systemischen Sklerose, unterscheidet.

Die frühe Phase der Erkrankung bietet oft ein unspezifisches Bild mit erhöhtem Gefäßtonus, einer Streckung und Engstellung der Digitalarterien sowie einer meist verzögerten Einstromphase. In diesem Stadium, in dem die funktionelle Komponente überwiegt, muß durch die Pharmakoradiographie die Abgrenzung zum primären Raynaud-Syndrom erfolgen. Im fortgeschrittenen Stadium dominieren die organischen Gefäßwandveränderungen mit dem Bild multipler Gefäßverschlüsse einerseits und der Hypervaskularisation in der Umgebung betroffener Gelenke andererseits. Nach unserer Erfahrung findet man den Hypervaskularisationstyp in 10–12% der Fälle.

Das Verschlußmuster bei der chronischen Polyarthritis ist vielgestaltig. So läßt sich einem nach peripher verdämmernden Digitalarterienverschluß ein abrupter Gefäßabbruch gegenüberstellen. Die Gefäßabbrüche zeigen nicht selten eine enge topographische Beziehung zu stärker deformierten Gelenken. Da diese Beziehung zu den veränderten Gelenken jedoch nicht obligat ist, lassen sich ausschließlich lokale Faktoren für den Verschlußmechanismus nicht verantwortlich machen. Im allgemeinen sind die Gefäßverschlüsse, ganz im Gegensatz zur systemischen Sklerose, gut kollateralisiert; wahrscheinlich ein Grund dafür, daß Ulzerationen und ausgedehnte Gewebenekrosen im Hinblick auf die Häufigkeit der Digitalarterienverschlüsse bei chronischer Polyarthritis eher selten sind. Der kollaterale Umgehungskreislauf erfolgt entweder über die Fingerkuppengefäße oder über die Aa. arcuatae (Abb. 3.46–3.52).

Literatur

Abel, Th., B. S. Andrews, P. H. Cunningham, C. M. Brunner, J. S. Davis, D. A. Horwitz: Rheumatoid vasculitis: effect of cyclophosphamide on the clinical course and levels of circulating immune complexes. Ann. intern. Med. 93 (1980) 407–413

van Albada-Kuipers, G. A., J. A. Bruijn, M. L. Westedt, F. C. Breedveld, F. Eulderink: Coronary arteritis complicating rheumatoid arthritis. Ann. rheum. Dis. 45 (1986) 963–965

Alexander, K.: Rheuma und Hautdurchblutung. Z. Rheumaforsch. 26 (1967) 214–223

Alexander, K., H. H. Wagner: Die Gefäßschäden bei chronischer Polyarthritis. Dtsch. med. J. 20 (1969) 318–324

Bywaters, E. G. L., J. T. Scott: The natural history of vascular lesions in rheumatoid arthritis. J. chron. Dis. 16 (1963) 905–914

Conn, D. L., A. L. Schroeter, F. C. McDuffie: Cutaneous vessel immune deposits in rheumatoid arthritis. Arthr. and Rheum. 19 (1976) 15–20

Geirsson, A. J., G. Sturfelt, L. Truedsson: Clinical and serological features of severe vasculitis in rheumatoid arthritis: prognostic implications. Ann. rheum. Dis. 46 (1987) 727–733

Glass, D., N. A. Soter, P. H. Schur: Rheumatoid vasculitis. Arthr. and Rheum. 19 (1976) 950–952

Gray, R. G., M. J. Poppo: Necrotizing vasculitis as the initial manifestation of rheumatoid arthritis. J. Rheumatol. 10 (1983) 326–328

Häntzschel, H., W. Otto, V. Nasonova, Z. Alekberova, D. Reinelt, H. D. Berger, W. Seidel, M. Brehme, Th. Krause, J. Lößner, G. Geisler, G. Gruber, N. Römhild, G. Sack, A. Teich, H. Treutler: Zur diagnostischen und prognostischen Bedeutung der sog. rheumatoiden Vaskulitis. Z. ges. inn. Med. 39 (1984) 109–115

Häntzschel, H., W. Seidel, W. Otto, S. Arnold, H. Fischer, W. Krüger, G. Gruber, H. Treutler, G. Lasek, G. Sack, G. Geiler, V. Nasonova, Z. Alekberova: Zur diagnostischen und prognostischen Bedeutung der sog. rheumatoiden Vaskulitis. Z. ges. inn. Med. 41 (1986) 162–166

Laws, J. W., J. G. Lilli, J. T. Scott: Arteriographic appearances in rheumatoid arthritis and other discorders. Brit. J. Radiol. 36 (1963) 477

Moreland, L., A. DiBartolomeo, J. Brick: Rheumatoid vasculitis with intrarenal aneurysm formation. J. Rheumatol. 15 (1988) 845–849

Peacock, J. H.: Peripheral vascular studies in early rheumatoid arthritis. Ann. rheum. Dis. 15 (1956) 265

Rapoport, R. J., F. Kozin, S. E. Mackel, R. E. Jordon: Cutaneous vascular immunofluorescence in rheumatoid arthritis. Amer. J. Med. 68 (1980) 325–331

Reimer, K. A., R. F. Rodgers, R. Oyasu: Rheumatoid arthritis with rheumatoid heart disease and granulomatous aortitis. J. amer. med. Ass. 235 (1976) 2510–2512

Schmid, F. R., N. S. Cooper, M. Ziff, C. McEwen: Arteritis in rheumatoid arthritis. Amer. J. Med. 30 (1961) 56–83

Scott, D. G. I., P. A. Bacon, C. R. Tribe: Systemic rheumatoid vasculitis: A clinical and laboratory study of 50 cases. Medicine 60 (1981) 288–297

Scott, J. T., D. O. Haurihane, F. H. Doyle, R. E. Steiner, J. W. Laws, A. S. J. Dixon, E. G. L. Bywaters: Digital arteriitis in rheumatoid disease. Ann. rheum. Dis. 20 (1961) 224–234

Segal, R., D. Caspi, M. Tishler, B. Fishel, M. Yaron: Accelerated nodulosis and vasculitis during methotrexate therapy for rheumatoid arthritis. Arthr. and Rheum. 31 (1988) 1182–1185

Short, C. L., W. Bauer, W. E. Reynolds: Rheumatoid Arthritis. Harvard Univ. Press, Cambridge/Mass. 1957

Soila, P.: Some features of angiographic findings in rheumatoid arthritis and scleroderma. Acta rheumatol. scand. 10 (1964) 189

Soila, P., K. Berglund: Angiographic findings in rheumatoid arthritis. Acta rheumatol. scand. 7 (1961) 103–106

Sokoloff, L., S. L. Wilens, J. J. Bunim: Arteriitis of striated muscle in rheumatoid arthritis. Amer. J. Pathol. 27 (1951) 157–168

Virtama, P.: Changes of the digital arteries in rheumatoid arthritis. Acta rheumatol. scand. 5 (1959) 304

Vollertsen, R. S., D. L. Conn: Vasculitis associated with rheumatoid arthritis. Rheum. Dis. Clin. N. Amer. 16 (1990) 445–461

Vollertsen, R. S., D. L. Conn, D. J. Ballard, D. M. Ilstrup, R. E. Kazmar, J. C. Silverfield: Rheumatoid vasculitis: Survival and associated risk factors. Medicine 65 (1986) 365–375

Wagner, H. H., K. Alexander: Arteriographische Untersuchungen bei rheumatoider Arthritis. Fortschr. Röntgenstr. 108 (1968) 368–375

Wagner, H. H., K. Alexander: Der differentialdiagnostische Stellenwert des Handarteriogramms beim primären und sekundären Raynaud-Syndrom. Fortschr. Röntgenstr. 142 (1985) 10–18

Wagner, H. H., K. Alexander, R. Fricke: Arteriographische Untersuchungen bei Gelenkerkrankungen. In Glauner, R.: Angiologie und Szintigraphie bei Knochen- und Gelenkerkrankungen. Thieme, Stuttgart 1971

Wilkinson, M., W. N. Torrance: Clinical background of rheumatoid vascular disease. Ann. rheum. Dis. 26 (1967) 475–480

Wittenborg, A., J. Gillie, H. Ostertag, H. H. Wagner, K. Alexander: Die Digitalarteriitis bei chronischer Polyarthritis. Folia angiol. 22 (1974) 409–411

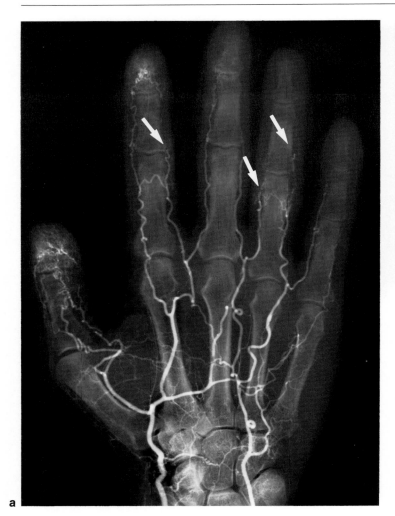

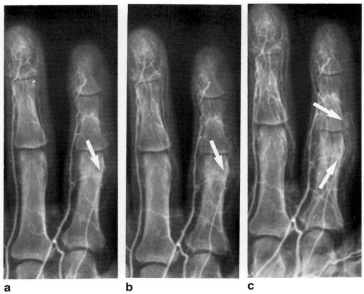

a   b   c

Abb. 3.**47a−c** 30jährige Patientin mit chronischer Polyarthritis. Ausschnitte DII und DIII.

a Frühe arterielle Phase. Weichteilschwellung im Bereich des Mittelgelenks DII mit Gefäßverschluß (↑) radialseitig. Beginnende Hypervaskularisation und Kollateralisation über die Aa. arcutae.

b Unveränderte Verschlußsymptomatik in Höhe des Mittelgelenks DII (↑) mit zunehmender Hypervaskularisation bei Weichteilschwellung.
c Ausgeprägte Hypervaskularisation bei unveränderter Gefäßsymptomatik im Bereich der Weichteilschwellung in Höhe des Mittelgelenks DII (↑). Bioptisches Ergebnis: Hypervaskularisation.

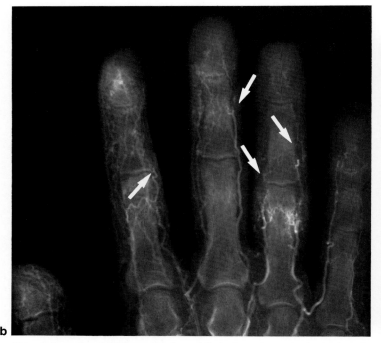

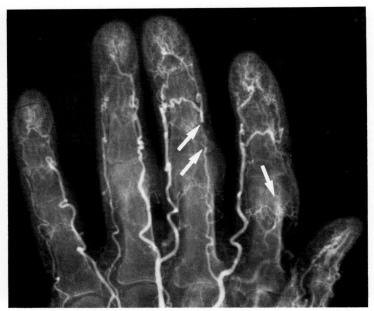

Abb. 3.**46a−b** 50jähriger Patient. Klinisch und serologisch chronische Polyarthritis.

a Mittlere arterielle Phase. Multiple abrupte Verschlüsse im Bereich DII, DIII, DIV (↑). Ungleichmäßige akrale Füllung. Dezente Gefäßschlängelung im Bereich der Digitalarterien als Ausdruck degenerativer Veränderungen.

b Späte arterielle und venöse Phase. Unveränderte Gefäßmorphologie mit multiplen Verschlüssen (↑). Zarte Stumpfkollateralen bzw. Kollateralisation über die Aa. arcuatae oder die Fingerkuppengefäße.

Abb. 3.**48** 70jährige Patientin mit chronischer Polyarthritis. Altersentsprechendes Gefäßbild mit Schlängelung und Engstellung der Digitalarterien. Generalisierte Skelettveränderungen im Sinne der Grunderkrankung. Gelenkschwellung im Bereich der Mittelgelenke DII−DIV. Abrupter Gefäßverschluß DII und DIII (↑) radial mit Kollateralisation über die Aa. arcuatae.

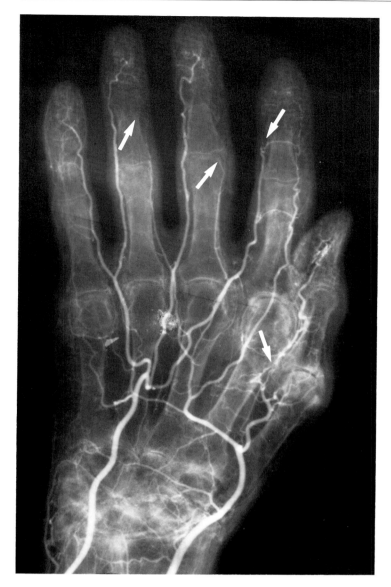

Abb. 3.**49** 68jährige Patientin mit chronischer Polyarthritis. Multiple, teils abrupte (DII, ↑), teils fadenförmige (DIII, ↑) Stenosierungen. Gefäßengstellung. Hypervaskularisation im Bereich der schweren Skelettveränderungen der Handwurzel sowie MCI und MCII subkapital (↑).

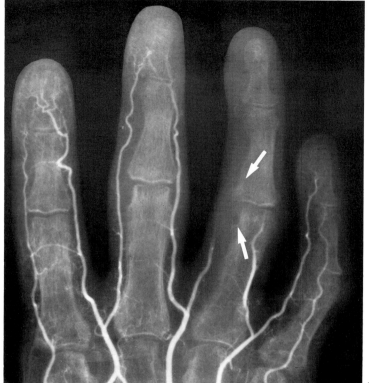

a

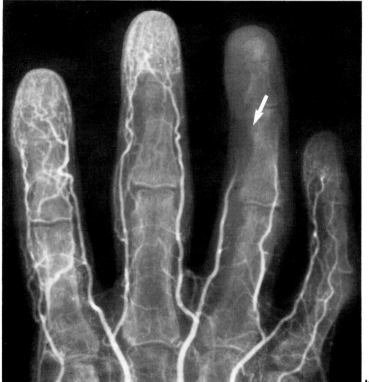

b

Abb. 3.**50a−b** 60jährige Patientin mit chronischer Polyarthritis.

a Verzögerte Füllung der Digitalarterien DIV. Weichteilschwellung im Bereich des Mittelgelenks mit Usur subkapital PI/DIV (↑).

b Späte arterielle und venöse Phase. Fadenförmige Stenosierung der Digitalarterien DIV (↑).

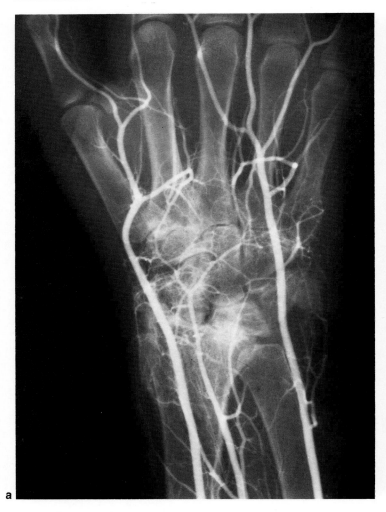

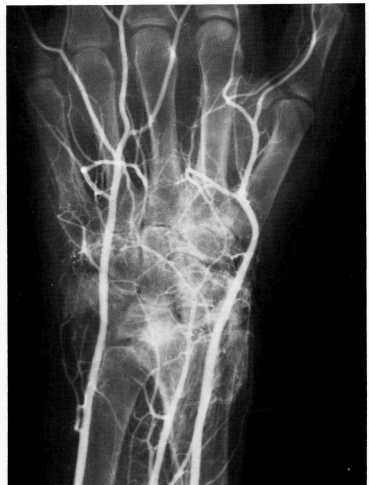

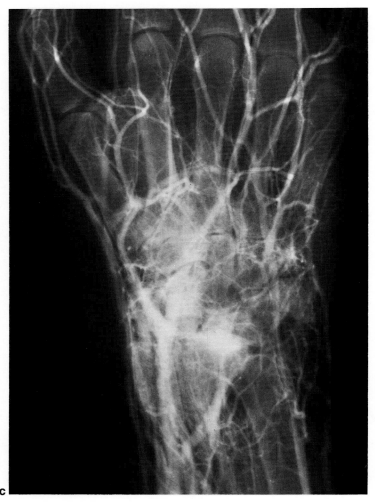

Abb. 3.**51 a–c**   28jährige Patientin mit mutilierender chronischer Polyarthritis. Hypervaskularisationstyp.

a Frühe arterielle Phase. Betonte Vaskularisation im Bereich der schweren Skelettveränderungen der Handwurzel.

b Mittlere arterielle Phase. Zunehmende Hypervaskularisation mit dezenter Kontrastmittelanfärbung im Weichteilgewebe.

c Späte arterielle und venöse Phase. Ausgeprägte Hypervaskularisation im Bereich der schweren Skelettveränderungen der Handwurzel mit zunehmender intensiver Kontrastmittelanfärbung des entzündlich veränderten Bindegewebes.

Abb. 3.**52a*e** Die verschiedensten Verschlußformen bei chronischer Polyarthritis.

a Fadenförmige Stenosierung im Bereich schwerer Gelenkveränderungen (↑).

b Abrupter Gefäßverschluß im Bereich DIV und DV im gelenknahen Bereich (↑).

c Schwere Gelenkveränderungen im Bereich DIII–DV mit gelenknahen abrupten Gefäßverschlüssen (↑).

d Abrupter Gefäßverschluß DIV bei benachbartem entzündlichen Gelenkprozeß (↑).

e Verschluß mit fadenförmiger Verdämmerung der Digitalarterie DII bei mutilierendem Gelenkprozeß (↑).

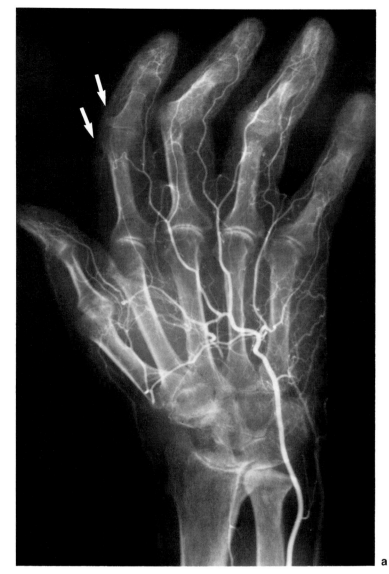

a

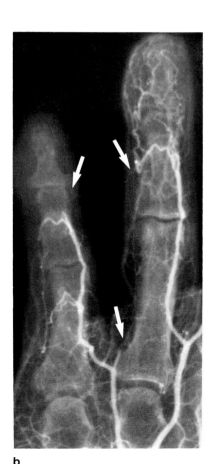

b

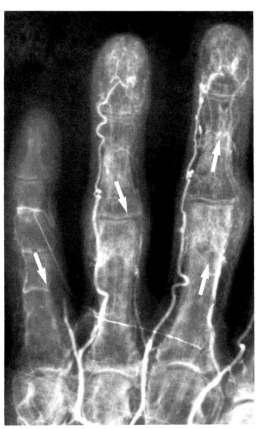

c

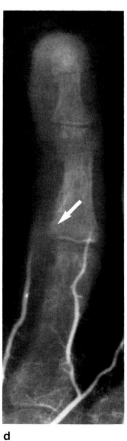

d

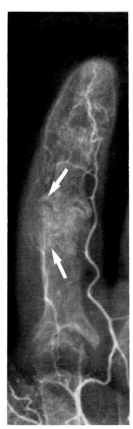

e

4 Embolie

Ätiologie und Pathogenese (Abb. 4.**1**–4.**11**)

Die häufigste Ursache eines akuten Arterienverschlusses ist die Embolie (Abb. 4.**2**, 4.**4**). Bei dem meist dramatischen klinischen Bild läßt sich die Verschlußhöhe oft schon klinisch lokalisieren. Das technische Vorgehen im Hinblick auf die Gefäßdarstellung wird durch die Verschlußhöhe bestimmt. Bei Verschlüssen im Bereich der A. subclavia, der A. brachialis und der proximalen Unterarmgefäße wird das transfemorale Vorgehen gewählt. Unterhalb dieser Region, vom distalen Unterarm bis zu den Phalangen, die Gefäßdarstellung über den transbrachialen Weg. Im Angiogramm findet man dann die charakteristischen Veränderungen des akuten Verschlusses. In Verschlußhöhe zeigen besonders die großen Zubringerarterien und ihre unmittelbaren Aufzweigungen den abrupten Verschluß mit einer oft nachweisbaren Konkavität in Verschlußhöhe (Tunnelphänomen) (Abb. 4.**2**, 4.**4**). Eine Kollateralisation ist im akuten Stadium kaum nachweisbar bzw. spärlich ausgebildet. Multiple Lokalisationen, insbesondere nach Mikroembolien, sind im Bereich der peripheren Gefäßabschnitte keine Seltenheit. Bevorzugte Lokalisationen sind die A. subclavia, die A. brachialis und die großen Unterarmgefäße bis zu den Hohlhandbögen und die Digitalarterien. Neben kardial bedingten Ursachen kommt vor allem das Thoracic-outlet-Syndrom als Ursache einer Embolie im Bereich der oberen Extremität in Frage (Abb. 4.**1**, 4.**3**, 4.**5**, 4.**6**, 4.**10**, 4.**11**).

Der Begriff des *Thoracic-outlet-Syndrom* faßt einen Symptomenkomplex zusammen, der durch eine Kompression des Gefäß-Nerven-Bündels in der oberen Thoraxapertur geprägt ist. Die mechanische Irritation des Gefäß-Nerven-Bündels führt häufig zu neurologischen Symptomen wie Parästhesien, Taubheitsgefühl, Kribbeln, Kraftverlust im Bereich des Armes und der Hand. Dieser Symptomkomplex kann mit einer vaskulären Symptomatik (ischämische Schmerzen, leichte Ermüdbarkeit des Armes, Kälteempfindlichkeit der oberen Extremität, Schmerzen und Schwellung des Armes) in verschiedener Ausprägung einhergehen. Die starke Beanspruchung der Schultergürtelmuskulatur oder eine langanhaltende Tätigkeit mit erhobenem Arm kann zur klinischen Manifestation des Krankheitsbildes führen. Die Mannigfaltigkeit der Symptome und Ursachen führt zu einer Vielzahl synonymer Bezeichnungen, wie Hyperabduktionssyndrom, neurovaskuläres Kompressionssyndrom, Schulter-Arm-Syndrom, Skalenussyndrom, Hals-Rippen-Syndrom und kostoklavikuläres Syndrom. Im Bereich der oberen Thoraxapertur bestehen für A. und V. subclavia sowie den Plexus brachialis mehrere anatomisch präformierte Engen:

– Skalenuslücke (A. subclavia und Plexus brachialis C8–Th1,
– Enge zwischen M. scalenus anterior und Klavikula (V. subclavia),
– Kostoklavikularraum (A. und V. subclavia, Plexus brachialis),
– Korakopektoralraum (A. und V. axillaris, N. medianus).

Sowohl angeborene als auch erworbene Veränderungen können im Bereich dieser Engen zur pathologischen Kompression und Beeinträchtigung des Gefäß-Nerven-Bündels führen (Abb. 4.**7**–4.**9**).

Ursachen des Thoracic-outlet-Syndroms sind in Tab. 4.**1** zusammengestellt.

Tabelle 4.1   Ursachen des Thoracic-outlet-Syndroms (nach Roos)

Angeborene Ursachen

– atypische fibromuskuläre Bandstrukturen
– M. scalenus minimus
– abnorme Muskelansätze und -ursprünge
– Hypertrophie des Processus transversus von HWK 7
– Steilstand der 1. Rippe (mehr als 45°)
– Halsrippe Typ I–III nach Gruber
– Dysostosis craniocleidalis

Erworbene Ursachen

– Tonusverlust der Schultergürtelmuskulatur
– Fibrosierung und Hypertrophie der Mm. scaleni
– Pseudarthrose und überschießende Kallusbildung nach Klavikulafraktur
– retrosternale Dislokation der Klavikula
– Exostosen der 1. Rippe und der Klavikula
– Pancoast-Tumor der Lungenspitze
– Fibrose der Axilla nach Bestrahlung

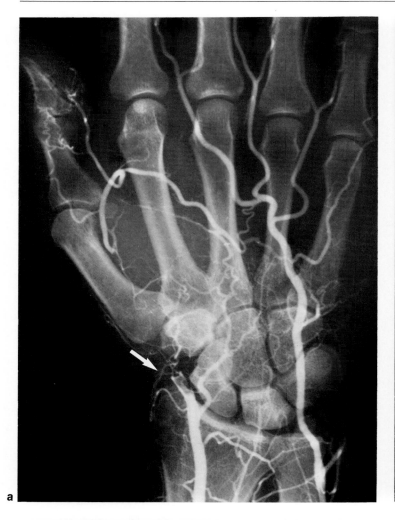

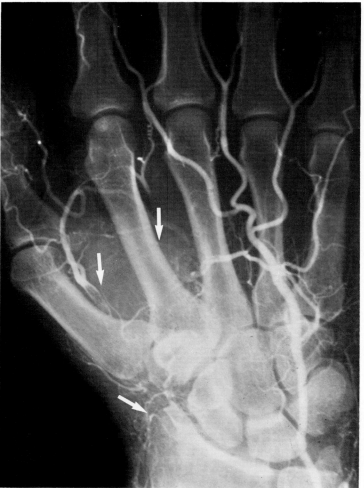

Abb. 4.**1a−b**   45jähriger Patient.

a Arteriographie der linken Hand. Zustand nach Embolie mit Verschluß der A. radialis in Höhe des Radiokarpalgelenks (↑). Charakteristisches Tunnelphänomen. Mehrere Zentimeter lange Verschlußstrecke mit retrograder Auffüllung des tiefen Hohlhandbogens über die A. ulnaris.

b Darstellung der langen Verschlußstrecke mit umflossenem Thrombus im retrograden Füllungsbild des Hohlhandbogens (↑).

Ergebnis des operativen Eingriffs: mehrere Zentimeter langer Abscheidungsthrombus.

Abb. 4.**2**   32jähriger Patient. Zustand nach Embolie. Arteriographie der linken Hand. Verschluß der A. radialis in Höhe des Radiokarpalgelenks (↑). Typisches Tunnelphänomen. Fehlender Schluß zum tiefen Hohlhandbogen. Kleinere Embolien im Bereich DI und DII (↑) und DIII distal.

Abb. 4.**3a–c**   50jährige Patientin. Plötzliches Ereignis mit Raynaud-Symptomatik im Bereich des rechten Armes und der rechten Hand. Zustand bei gynäkologischer Hormontherapie (Östrogen–Gestagen).

a Arteriographie des rechten Unterarmes. Kräftige Ausbildung der A. radialis. Kurzstreckige Darstellung der A. ulnaris mit Verschluß (↑) im proximalen Drittel. Tunnelphänomen. Fehlende Darstellung der A. interossea.

b, c Arteriographie der rechten Hand. Verschluß des tiefen Hohlhandbogens in Höhe des Metacarpale III (**b**, ↑). Umflossene thrombotische Wandauflagerungen im Bereich der Aa. digitales palmares communes II und III (**c**, ↑).

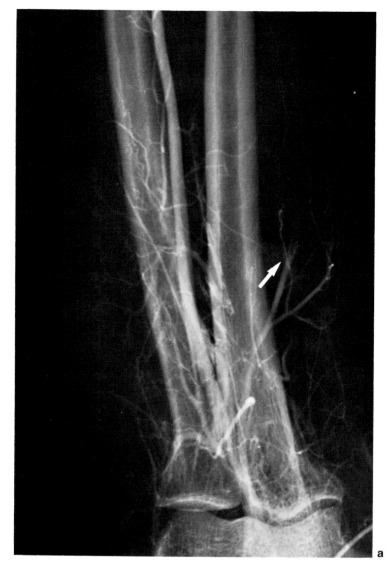

a

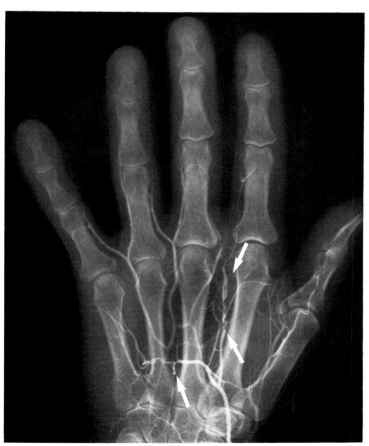

b

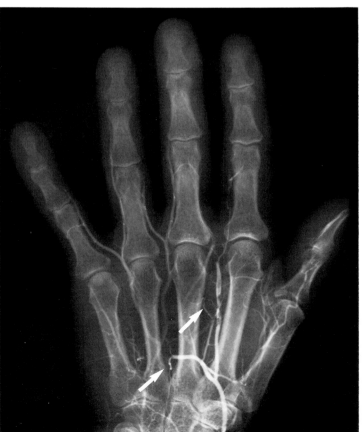

c

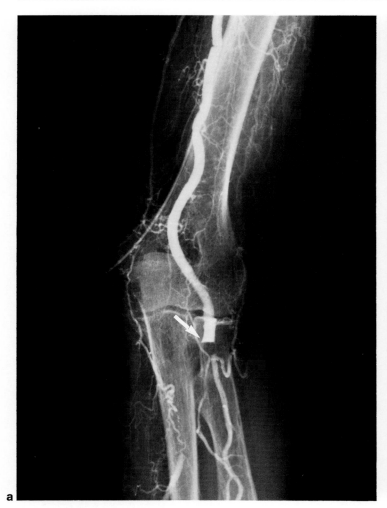

a

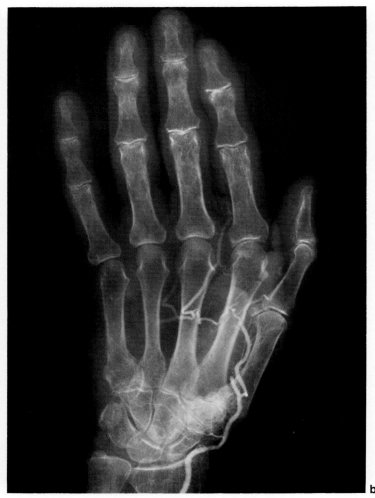

b

Abb. 4.**4a–b** 86jährige Patientin. Notfallmäßige Aufnahme mit den klinischen Zeichen einer arteriellen Embolie der A. brachialis. In der Vorgeschichte mehrfache Embolien, die bereits zur Oberschenkelamputation rechts führten. Zustand nach Embolektomie im linken Bein. Emboliequelle bei bekannter Mitralinsuffizienz und absoluter Arrhythmie mit Vorhofflimmern.

a Transfemorale Darstellung der A. brachialis rechts. Abrupter vollständiger Verschluß der A. brachialis im kubitalen Bereich (↑). Spärliche Kollateralisation.

b Verzögerte Darstellung der A. radialis bis in Höhe des tiefen Hohlhandbogens. Verzögerte Füllung der A. interossea mit fragmentarischer Darstellung im distalen Verlauf. Keine Darstellung der A. ulnaris.

Abb. 4.**5a–d** 39jähriger Patient. Zustand nach Unfall im Dezember ▶ 1976 mit lokaler traumatischer Schädigung der rechten Hand radialseitig. Zunächst konservative Therapie. Zunehmende Beschwerdesymptomatik. Im März 1978 operative Revision mit Nachweis einer derben Bindegewebsplatte mit Ummauerung der A. radialis. Nach mißlungener Thrombektomie Resektion der A. radialis.

a, b Arteriographie des rechten Unterarmes und der rechten Hand im März 1979. Verschluß der A. radialis (↑). Kompensatorisch kräftige Füllung der A. ulnaris mit ulnarem Versorgungstyp. Normale Darstellung der A. interossea (**a**). Verschlußsymptomatik mit Kollateralisation im Bereich DI, DII ulnar und DIV radial. Anomalie DV ulnar (**b**, ↑).

c, d Arteriographie des rechten Unterarmes und der rechten Hand im April 1990 anläßlich einer Begutachtung. Unverändert langstreckiger Verschluß der A. radialis. Kompensatorisch kräftige Füllung der A. ulnaris und der A. interossea mit Verschluß der Gefäße distal und kräftig ausgebildeten Kollateralen (↑). Wandunregelmäßigkeiten und starke Schlängelung der ausgebildeten Kollateralen (**c**). Schlängelung und dezente Unregelmäßigkeiten der Arterien im Bereich der Mittelhand und der Phalangen. Verschlüsse im Bereich DI, DII ulnar und DIV radial (↑). Kollateralisation über die A. arcuata (**d**).

Beurteilung: Zustand nach traumatisch bedingtem thrombotischen Arterienverschluß der A. radialis mit anschließender Resektion der A. radialis, Verschlüsse im Bereich DI, DII und DIV. Das Kontrollangiogramm von 1990 zeigt die kompensatorische Kollateralisation über die A. ulnaris und interossea mit kräftiger Füllung der Mittelhand- und Digitalarterien bei Verschlüssen im Bereich DI, DII und DIV.

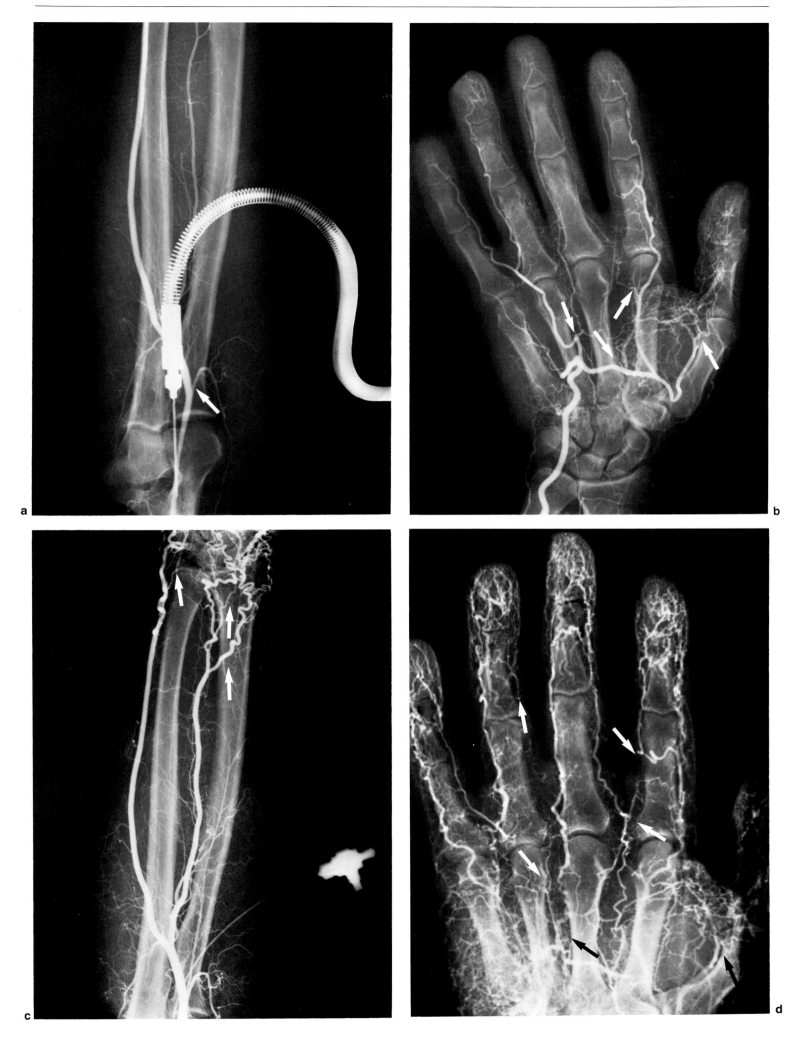

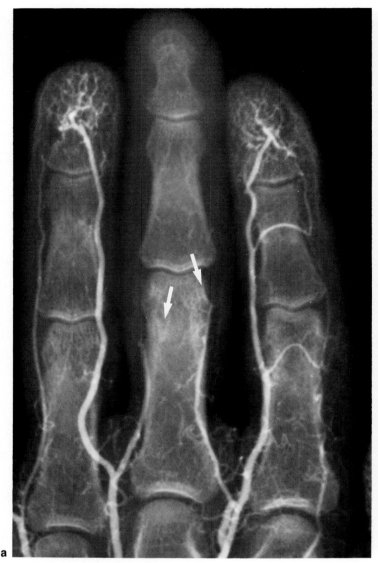

a

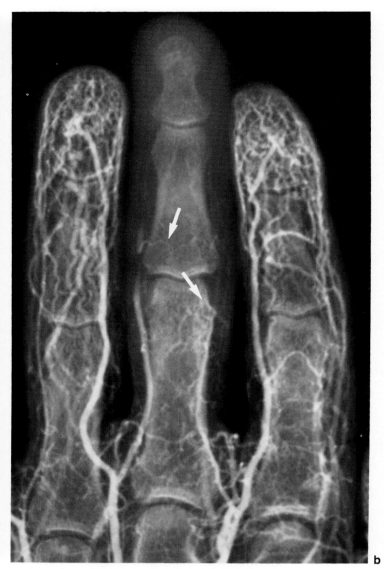

b

Abb. 4.**6a**−**b**   45jähriger Patient. Plötzlich aufgetretene Raynaud-Symptomatik im Bereich der rechten Hand mit schmerzhafter, livider Verfärbung des 3. Fingers. Operative Revision: Arterie mit frischem Abscheidungsthrombus und granulozytärer Infiltration ulnarseitig. Arteriographie der rechten Hand.

a Frühe arterielle Phase. Abrupter Verschluß der Digitalarterien DIII radial und ulnar im proximalen Verlauf (↑).

b Späte arterielle und venöse Phase. Unveränderte Verschlußsymptomatik im Bereich DIII (↑), fehlende akrale Füllung.

Das angiographische Bild läßt sich in bezug auf die Stenosen der A. axillaris nach Huguet in drei Formen (Typ I–III) einteilen (Abb. 4.7).

Häufigste Ursache eines Thoracic-outlet-Syndroms ist eine idiopathisch bedingte Form mit atypischen fibromuskulären Strukturen, wie z.B. ein fibröses Band, das die Spitze einer inkompletten Halsrippe mit der 1. Rippe verbindet (Typ I nach Roos). Ein Band zwischen einem breiten Processus transversus des 7. HWK (Typ II nach Roos) oder eine fibromuskuläre Struktur, die am Hals der 1. Rippe entspringt und zwischen dem Plexus brachialis und der A. subclavia verläuft (Typ III nach Roos) sind weitere Ursachen. Vaskuläre Komplikationen treten bei angeborenen und erworbenen Formen auf. Die im Vordergrund stehenden venösen Komplikationen sind mit einer Häufigkeit von 1,5% ein Armödem sowie eine Thrombose der V. axillaris (Paget-Schroetter-Syndrom). Arterielle Komplikationen findet man in 0,5% aller Fälle beim Thoracic-outlet-Syndrom. Das morphologische Bild ist geprägt durch einen thrombotischen Verschluß der A. axillaris, durch murale Thrombenbildung sowie durch makro- oder mikroembolische Verschlüsse der Arm- und Handarterien (Abb. 4.8 s. Farbtafel IV, Abb. 4.9–4.11).

Diagnostik

Das klinische Bild mit ödematöser Schwellung und Zyanose des Unterarmes und der Hand weisen auf eine Kompression der V. subclavia hin. Die arterielle Kompression führt zu Kältegefühl, einer Raynaud-Symptomatik, fortschreitender Ermüdbarkeit und Schmerzen bei manueller Tätigkeit und u.U. zu akralen trophischen Störungen infolge von Embolien. Beim klinischen Verdacht auf ein Thoracic-outlet-Syndrom sollten folgende Funktionstests durchgeführt werden:

Adson-Test: Bei tiefer Inspiration wird der Kopf überstreckt und seitwärts gedreht. Hierbei kann es zu einer Kompression in der Skaleuslücke kommen.

Kostoklavikularmanöver (Eden-Test): Bei tiefer Inspriation steht der Patient „stramm" (starkes Zurücknehmen der Schultern). Der um 90° gebeugte und außenrotierte Arm wird passiv gehoben. Kommt es zu einer Kompression im Kostoklavikularspalt, liegt ein Skalenus- oder Kostoklavikularsyndrom vor.

Hyperabduktionsmanöver nach Wrigt: Die Arme werden über den Kopf gehoben und gegen Widerstand adduziert. Hierdurch kann es zu einer Kompression zwischen dem Processus coracoideus und dem M. pectoralis minor kommen (korakopektorales Kompressionssyndrom).

Beim Verdacht auf ein Thoracic-outlet-Syndrom sollen folgende radiologische Verfahren zur Abklärung des Krankheitsbildes eingesetzt werden:
– Thoraxaufnahmen in zwei Ebenen,
– Zielaufnahmen der oberen Thoraxapertur,
– Röntgenaufnahmen der HWS in vier Ebenen,
– Funktionsphlebographie der V. axillaris,
– i.v. DSA zur Darstellung der A. axillaris,
– transfemorale Katheterangiographie,
– Computertomographie der oberen Thoraxapertur.

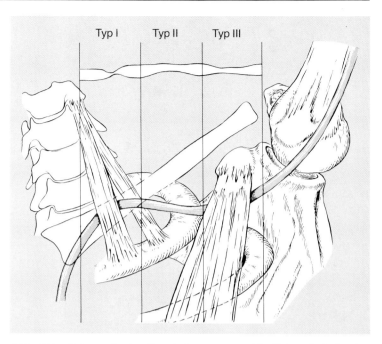

Abb. 4.**7** Schematische Darstellung unterschiedlicher Lokalisationen der Stenosen der A. axillaris (Typ I–III) nach Hueget.

Angiographie

Unter den diagnostischen Verfahren haben die Phlebographie und die Arteriographie eine entscheidende Bedeutung. Das technische Vorgehen bei der Arteriographie erfolgt über den transfemoralen Weg mit selektiver Darstellung der A. subclavia und der nachfolgenden Gefäßabschnitte bis zur Peripherie. Die Spitze des Katheters sollte möglichst distal des Abgangs der A. vertebralis liegen, um eine Kontrastmittelbelastung des zerebralen Kreislaufs zu vermeiden. Die Darstellung der arteriellen Strombahn kann sowohl über die i.a. DSA als auch mit der konventionellen Technik erfolgen.

Ein rechtzeitiger Nachweis eines neurovaskulären Kompressionssyndroms des Schultergürtels (Thoracic-outlet-Syndrom) und die adäquate chirurgische Therapie können schwerwiegende vaskuläre Komplikationen verhindern.

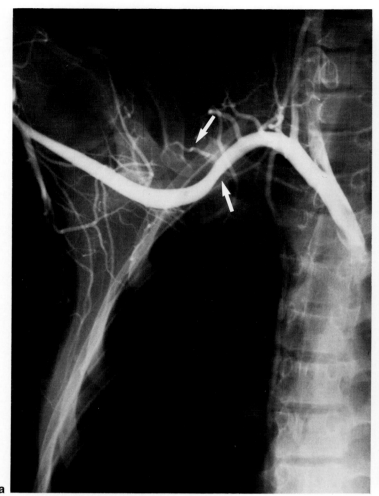

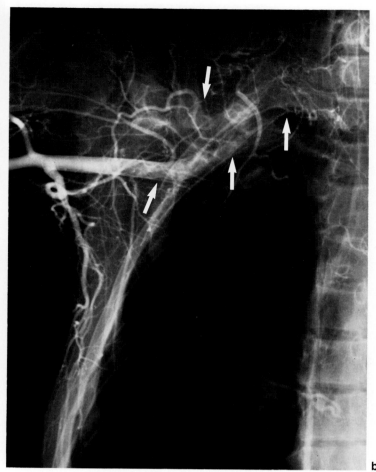

a

b

Abb. 4.9a−d 26jähriger Patient mit Zustand nach Klavikulafraktur rechts und Pseudarthrose nach Reanimation. Selektive Darstellung der arteriellen bzw. venösen Strombahn des rechten Schultergürtels mit konventioneller Technik. Schweres sekundäres Raynaud-Phänomen.

a Hyperabduktionsstellung. Dezente Taillierung der A. subclavia im mittleren Drittel in Höhe der Klavikulafraktur (↑).

b Arterielle Strombahn. Abduktionsstellung, mittlere arterielle Phase. Die A. subclavia zeigt in Höhe der Klavikulapseudarthrose im gesamten proximalen und mittleren Verlauf einen unvollständigen Kontrastmittelbeschlag mit Einengung und multiplen Aussparungen im Gefäßlumen (↑). Frühe und späte arterielle Phase ergeben keine Änderung der Gefäßmorphologie.

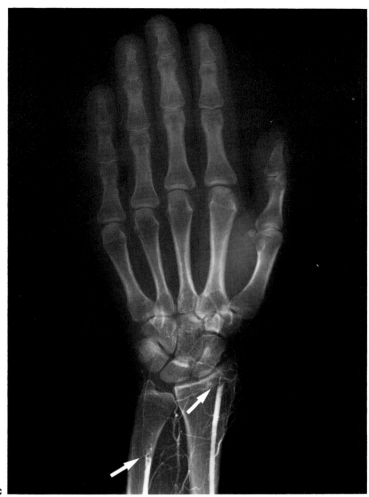

c

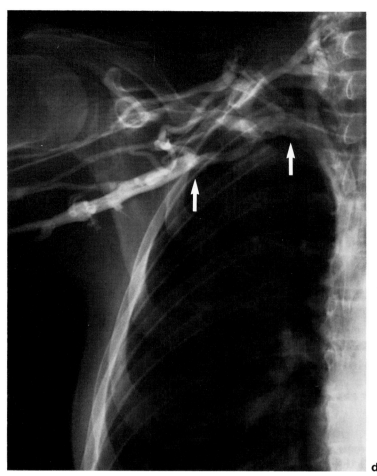

d

c Verschluß der A. radialis und ulnaris im distalen Verlauf (↑) mit typischer Aussparung im Verschlußbereich im Sinne eines Tunnelphänomens – Embolie.

d Venöse Strombahn des rechten Schultergürtels und der rechten oberen Thoraxapertur. Hochgradige langstreckige Einengung der V. subclavia in Höhe der Klavikulapseudarthrose mit ausgeprägtem Umgehungskreislauf.

Beurteilung: Thoracic-outlet-Syndrom mit embolischem Verschluß der A. radialis und A. ulnaris.

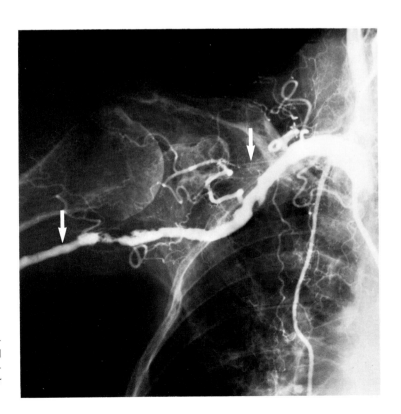

Abb. 4.**10** 73jährige Patientin. Zustand nach mehrfachen Bestrahlungsserien bei Mammakarzinom rechts. Schwere, segmental betonte Wandveränderungen mit subtotalem Verschluß und schweren Wandunregelmäßigkeiten im Bereich der A. subclavia, der A. axillaris und der angrenzenden A. brachialis (↑).

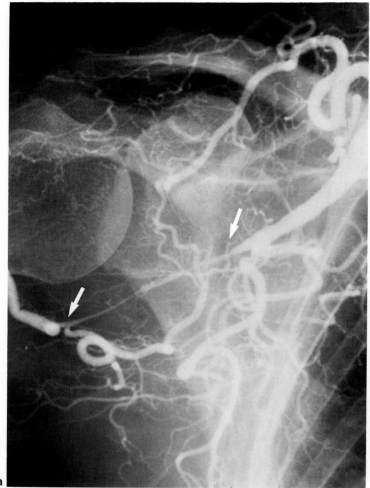

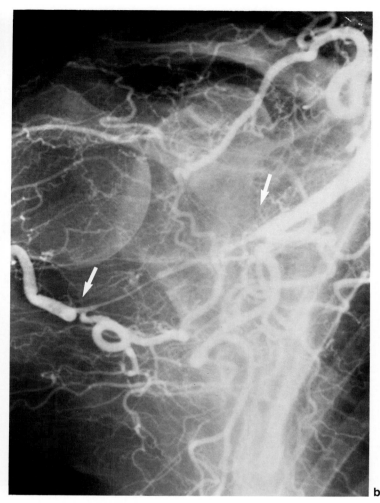

a

b

Abb. 4.**11a–b**   62jährige Patientin. Zustand nach Bestrahlung bei rechtsseitigem Mammakarzinom. Operative Versorgung, Arteriotomie und Einlage von Gore-Prothesen. Operationsbefund: Ausgeprägte Obliteration des entzündlich veränderten, ödematös erscheinenden Gefäßabschnitts mit langem Verschlußzylinder.

a Frühe und **b** späte arterielle Phase vor operativer Versorgung. Selektive Darstellung der A. subclavia. Langstreckige, hochgradige, fadenförmige Stenose der A. subclavia (↑). Ausgeprägte Kollateralisation zur A. brachialis. Schlängelung, Engstellung der kollateralen Gefäße.

Literatur

Adler, J., I. Hosshmand: The angiographic spectrum of the thoracic outlet syndrome: with emphasis on mural thrombosis and emboli and congenital vascular anomalies. Clin. Radiol. 24 (1973) 35

Adolphs, H. D., G. Markos: Einseitiges Raynaud-Phänomen. Fallbericht mit Differentialdiagnose. Med. Klin. 69 (1975) 1903–1905

Barwegen, M. G. M. H., R. J. A. M. van Dongen, E. D. Schwilden: Arterielle Komplikationen beim neurovaskulären Kompressionssydnrom der oberen Thoraxapertur. Angio 2 (1980) 103

Gruss, J. D., D. Bartels, H. Vargas, T. Ohta, E. Tsafandakis, B. Schlechtweg, A. Haidar: Shoulder girdle compression syndrome. J. cardiovasc. Surg. 23 (1982) 221

Hirsh, L. F., A. Thanki: The thoracic outlet syndrome. Meeting the diagnostic challenge. Postgrad. Med. 77 (1985) 197, 202, 206

Huguet, J. F., C. Mercier, F. Houel: L'ischémie transitoire du membre supérieure (thoracic outlet syndrome). Schweiz. Rdsch. Med. 65 (1967) 142

Kobinia, G. S., F. Olbert, O. J. Russe, H. Denck: Chronic vascular disease of the upper extremity: radiologic and clinical features. Cardiovasc. intervent. Radiol. 3 (1980) 25–41

Lang, E. K.: Arteriography of thoracic outlet syndrome. In Abrams, H. L.: Angiography. Vascular and Interventional Radiology, 3rd ed. Brown, Boston 1985 (p. 1001)

Mainman, M. H., J. J. Bookstein, E. F. Bernstein: Digital ischemia: angiographic differentiation of embolism from primary arterial disease. Amer. J. Radiol. 137 (1981) 1183–1187

Majewski, A., J. W. Oestmann, A. Creutzig, K. Alexander: Die radiologische Diagnostik beim „Thoracic-Outlet"-Syndrom und seinen vaskulären Komplikationen. Röntgen-Bl. 39 (1986) 175–181

Nichols, H. M.: Anatomic structure of the thoracic outlet. Clin. Orthop. 51 (1967) 17

Roos, D. B.: Congenital anomalies associated with thoracic outlet syndrome. Ann. Surg. 132 (1976) 771

Roos, D. B., J. C. Owens: Thoracic outlet syndrome. Arch. Surg. 93 (1966) 71

Schmidt, C., I. Fays, F. Paille, J. Schmitt: Arteriography of the hand in Raynaud's phenomenon. J. Malad. vasc. 11 (1986) 63–69

Thetter, O, R. J. A. M. van Dongen, M. G. M. H. Barwegen: Das Thoracic-Outlet-Syndrom und seine vaskulären Komplikationen. Zbl. Chir. 110 (1985) 449

Weibel, J., W. S. Fields: Arteriographic studies of thoracic outlet syndrome. Brit. J. Radiol. 40 (1967) 676

Wilhelm, A., F. Wilhelm: Das Thoracic-Outlet-Syndrom und seine Bedeutung für die Chirurgie der Hand. Handchirurgie 17 (1985) 173

5 Fehlbildungen

Angeborene Fehlbildungen der Hand

Angeborene Fehlbildungen der Hand wurden schon frühzeitig beschrieben und abgebildet (Müller 1937, Werthemann 1952). Die Konsequenz einer operativen Behandlung zur Besserung des Aussehens und vor allem der Funktion setzte relativ spät ein. So wurde in neuerer Zeit nicht nur eine optimale Behandlungsmöglichkeit für viele Fehlbildungsformen gefunden, sondern auch durch den Fortschritt in der Handchirurgie und hier vor allem durch die mikrochirurgische Operationstechnik ein wesentlicher therapeutischer Aufschwung erreicht.

Ätiologisch sind Entwicklungsstörungen auf exogene und endogene Faktoren zurückzuführen. Nach Wiedemann (1962) sind etwa 20% aller Fehlbildungen genetischen und 20% exogenen Ursprungs. Bei den übrigen ist eine exakte Zuordnung nicht möglich. Nach Fraser (1959) liegt dieser Gruppe eine Kombination von Erbmasse und Umwelt zugrunde.

Die Häufigkeit angeborener Fehlbildungen läßt sich dadurch schwer erfassen, daß einerseits geringgradige Formen nicht gleich bemerkt werden und andererseits einige Formen erst im Laufe der Skelettentwicklung auftreten. Ein weiterer Grund ist, daß eine gewisse Zahl von Fehlbildungen statistisch nicht erfaßt wird (Conway u. Bowe 1956, Woolf u. Mitarb. 1974). Versuche, die angeborene Fehlbildung zu klassifizieren, waren sehr kontrovers. Einen wesentlichen Beitrag lieferte Müller (1937) mit den Ge-

sichtspunkten der Plus- und Minusvariante. Seine Einteilung wurde von Werthemann (1952) erweitert (Tab. 5.1).

Vor jeder operativen Behandlung einer Fehlbildung ist die Kenntnis der Gefäßsituation eine wertvolle Voraussetzung; deshalb muß die Gefäßdarstellung der Hand jeder operativen Maßnahme vorausgehen unter Berücksichtigung der anzuwendenden Operationstechniken (Abb. 5.1–5.5). Manfero u. Mitarb. (1984) weisen auf die entscheidende präoperative Gefäßdarstellung hin, die vor jeder Korrekturoperation bei kongenitaler Handdeformität durchgeführt werden sollte, um die Situation der Gefäßanatomie zu überblicken.

Literatur

Barsky, A. J.: Macrodactyly. J. Bone Jt Surg. 49 A (1967) 1255–1266
Blauth, W.: Syndaktylie und Recidiv. Fingersyndaktylie und ihre Behandlung. Z. Orthop. 117 (1979) 523–530
Blauth, W., F. Schneider-Sickert: Handfehlbildungen. Springer, Berlin 1976
Boyes, A. J.: Macrodactylism. A review and proposed management. Hand 9 (1977) 172–181
Conway, H., J. Bowe: Congenital deformities of the hand. Plast. reconstr. Surg. 18 (1956) 286–290
Fraser, F. C.: Causes of congenital malformations in human being. J. chron. Dis. 10 (1959) 97–110
Henkel, H. L., H. G. Willert, C. Cressmann: Eine internationale Terminologie zur Klassifikation angeborener Gliedmaßenfehlbildungen. Arch. orthop. traum. Surg. 93 (1978) 1–19
Mantero, R., C. Grandis, E. Auxilla: Arteriographic findings in congenital malformations of the hand. Handchirurgie 15 (1983) 71–76
Mantero, R., M. J. Rosello, C. Grandis: Digital subtractions angiography in preoperative examination of congenital hand malformations. J. Hand Surg. 14 A (1989)
Millesi, H.: Kritische Betrachtungen zur Syndaktylie-Operation. Chir. plast. reconstr. 7 (1970) 99–116
Müller, W.: Die angeborenen Fehlbildungen der menschlichen Hand. Thieme, Leipzig 1937
Norton, A. T.: A new reliable operation for the cure of webbed fingers. Brit. med. J. 1981/II, 931–932
Ogino, T., H. Kato: Clinical and experimental Studies on ulnar ray deficiency. Handchirurgie 6 (1988) 330–337
Thorne, F. L., J. L. Posch, R. A. Mladick: Macrodactyly. Plast. reconstr. Surg. 41 (1968) 232–239
Tizian, C., A. Berger: Fusionierende Korrektur von Polydaktylien. Chirurg. 57 (1986) 728–732
Wassel, H. D.: The results of surgery for polydactyly of the thumb. Clin. Orthop. 64 (1969) 175
Werthemann, A.: Die Entwicklungsstörungen der Extremitäten. In Lubarsch, O., F. Henke, R. Rössle: Handbuch der speziellen pathologischen Anatomie und Histologie, Bd. IX/6. Springer, Berlin 1952
Wiedemann, H. R.: Derzeitiges Wissen über Exogenese von Mißbildungen im Sinne von Embryopathien beim Menschen. Med. Welt (1962) 1343–1349
Witt, A. N., H. Cotta, M. Jäger: Die angeborene Fehlbildung der Hand und ihre operative Behandlung. Thieme, Stuttgart 1966
Woolf, R. M., T. R. Broadbent, Ch. M. Woolf: Practical genetics of congenital hand abnormalities. In, Littler, J. W. et al.: Symposium on Reconstructive Hand Surgery. Mosby, St. Louis 1974 (pp. 141–156)

Tabelle 5.1 Einteilung von Fehlbildungen der Hand (nach Werthemann)

Abweichungen an der Skelettanlage
– Numerische Schwankungen der Strahlenzahl:
– Polydaktylie, Extremitätenverdoppelungen, Oligodaktylie, „Defekte" an Radius, Ulna und Humerus, Synostosen, periphere Hypoplasien, „Amputationen"
– Störungen an der Längendifferenzierung der Fingerstrahlen (d. h. der Epiphysen- und Gelenkentwicklung):
überzählige Epiphysen, dreigliedrige Daumen, Brachyphalangie, Hyperphalangie, Symbrachydaktylie, akzessorische Knochen, angeborene Kontrakturen (einschl. Kamptodaktylie), Gelenkaplasien

Mißbildungen aufgrund von Störungen an der primitiven Handplatte (Weichteile)
– Syndaktylien
– Spalthände
– angeborener umschriebener Riesenwuchs

Angeborene Störungen der Fortentwicklung der Hände
– Störungen des Dickenwachstums und der Weichteilentwicklung: hyperostotische Verdickung, Arachnodaktylie
– Störungen des späteren Längenwachstums: Brachymetakarpie, Chondrodystrophie
Exostosen und Enchondrome
– osteochondritische Veränderungen

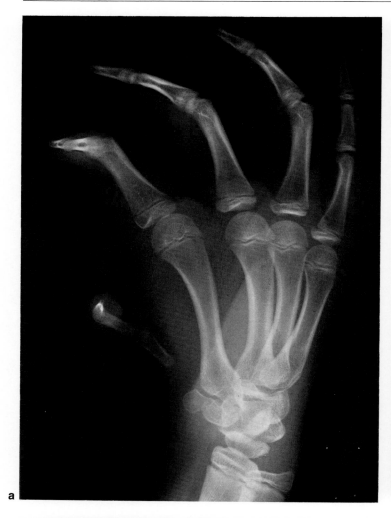

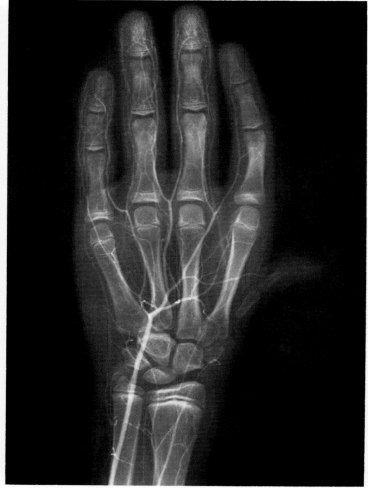

Abb. 5.**1a−c**   17jähriger Patient mit Mikromyelie.

a Skelettaufnahme der rechten Hand. Hypoplastische Ausbildung DI mit abnormaler Anordnung der Mittelhandknochen, vermehrtem Längenwachstum der Metacarpalia und Grundphalangen DII−DV. Veränderungen im Rahmen eines Holt-Oram-Syndroms oder ventrikuloradiale Dysplasie.

b Arteriographie der rechten Hand vor Pollizisation. Normale Darstellung der A. ulnaris bis zum Hohlhandbogen. Ulnarer Versorgungstyp. Fehlende Darstellung der A. radialis. Gabelung der A. interossea mit zartem Ast zum tiefen Hohlhandbogen. Arterielle Versorgung DI über die A. ulnaris bzw. den oberflächlichen Hohlhandbogen. Fehlende Darstellung der A. princeps pollicis. Kollaterale Gefäßversorgung DII radial. Normale Gefäßdarstellung DIII−DV.

c Skelettaufnahme der rechten Hand. Zustand nach Pollizisation des rechten Zeigefingers.

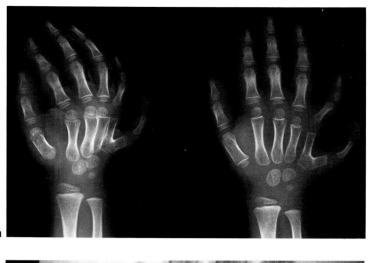
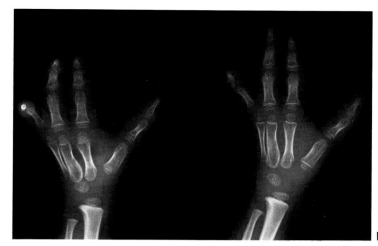
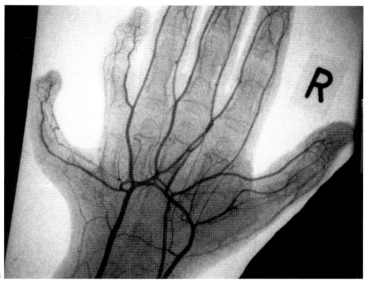
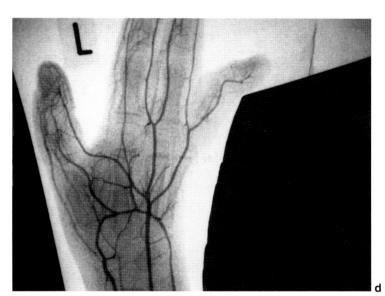

Abb. 5.**2a–d**   3jähriges Mädchen mit postaxialer Polydaktylie Typ A rechts (**a**) und Ulnahypoplasie Typ I nach Swanson links (**b**).

c, d Gefäßdarstellung der rechten und linken Hand vor operativer Korrektur (Fingertransfer). Versorgungsanomalie im Bereich DV rechts und DIV links radial.

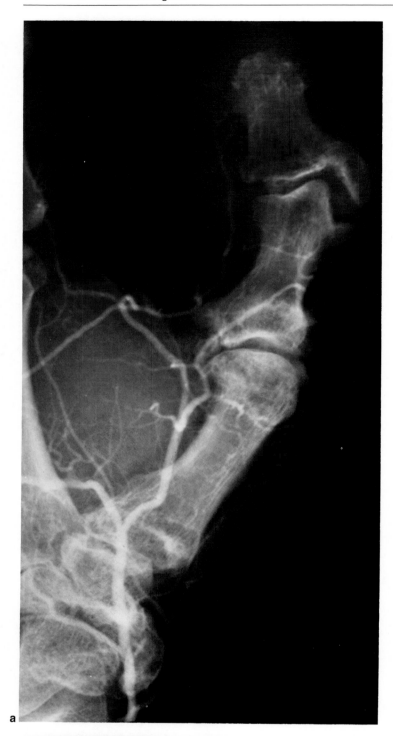

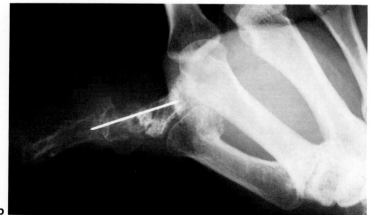

Abb. 5.**3a–b** 48jähriger Patient. Makrodaktylie des rechten Daumens unklarer Genese. Seltene Manifestation eines lokalisierten Gigantismus.

a Arteriographie der rechten Hand vor plastischer Verkleinerungsoperation. Radialer Versorgungstyp. A. princeps pollicis mit Gabelung in zwei Äste mit radialer und ulnarer Versorgung von DI. Die Versorgung der Grund- und Endphalanx DI erfolgt über den ulnaren Ast mit fehlender Füllung der radialen Versorgung im mittleren und distalen Verlauf.

b Skelettaufnahme DI nach Verkleinerungsoperation.

Abb. 5.**4a–b** 21jähriger Patient. Zustand nach mehrfacher Trennungsoperation bei kutaner Syndaktylie. ▶

a Skelettaufnahme. Geringe Makrodaktylie MCI, II und IV, geringe Hypoplasie Grund-, Mittel- und Endphalanx DV.

b Arteriographie der linken Hand vor Lappenplastik zur Vertiefung der ersten Interdigitalfalte. Ulnarer Versorgungstyp bei mäßig hypoplastischer A. radialis. Verschluß der Digitalarterien DII (↑) an der Basis, DIII und DIV ulnar (↑). Kollaterale Versorgung im Bereich DII sowie DIII und DIV retrograd im Sinne eines Steal-Phänomens.

Abb. 5.**5** 63jähriger Patient mit Akromegalie. Arteriographie der rechten Hand zum Ausschluß organischer Gefäßwandveränderungen. Weichteilbedingte tumoröse Schwellung im Bereich des Daumen- und Kleinfingerballens.
Radialer Versorgungstyp. Spreizung und konvexbogige Verlagerung der Gefäße im Bereich MCI–MCV. Die Gefäßkonturen sind glatt. Keine Hypervaskularisation. Versorgungsanomalie DIV ulnar und DV radial über die akrale Füllung. Dezente Gefäßschlängelung der Digitalarterien.
Weichteilhypertrophie im Bereich der Mittelhand ohne pathologische Vaskularisation im Bereich von Thenar und Hyperthenar bei Akromegalie (↑).

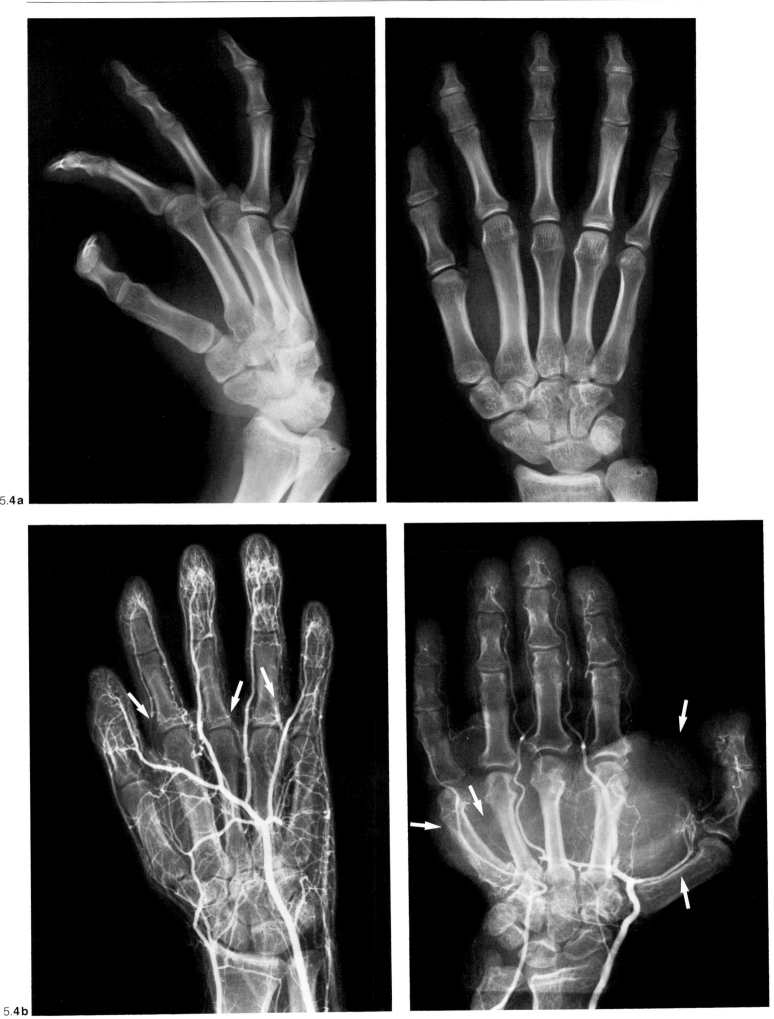

5.4a

5.4b

5.5

Angeborene und erworbene Anomalien der Blutgefäße

Nach Weismann (1976) werden unter den hämangiösen tumorösen Veränderungen der Hand vier Gruppen unterschieden:

- kongenitale Dysplasie: plane Angiome, tuberöse Angiome, kavernöse Hämangiome, diffuse Hämangiomatosis, kongenitale arteriovenöse Aneurysmen, Glomustumoren, Teleangiektasien und die Osler-Krankheit;
- Tumoren: Hämangioendotheliome, Hämangioendotheliomsarkome, Hämangioleiomyome, Hämangioleiomyosarkome, Hämangioperizytome und Hämangioperizytosarkome;
- traumatische Läsionen: traumatische arteriovenöse Aneurysmen, wahre Aneurysmen, falsche Aneurysmen;
- inflammatorische Läsionen.

Angiodysplasien sind entweder kongenitale oder erworbene Anomalien des lymphatischen oder Blutgefäßsystems. Hierbei sind in erster Linie die Hämangiome von klinischer Bedeutung. Nach Merland u. Mitarb. (1982) werden die Hämangiome nach zwei Kriterien eingeteilt:

1. Nach dem klinischen Verlauf:
   a) unreife oder phasische Angiome, die beim Kind eine spontane Rückbildung zeigen können;
   b) reife Angiome ohne die Tendenz zur Rückbildung, die eine variable Zahl kongenitaler oder erworbener Läsionen darstellen.

2. Nach den angiographischen Kriterien:
   a) kapilläre Angiome;
   b) kapillar-venöse Mißbildungen;
   c) tiefe venöse Dysplasien, Kavernome der venösen Komponente;
   d) Aneurysmen, arteriovenöse Fisteln;
   e) komplexe arteriovenöse Mißbildungen, regionale Hypervaskularisation.

Auf dieser Grundlage nimmt Merland (1982) folgende Klassifikation vor:
1. unreife Angiome;
2. reife Angiome:
   a) kapilläre plane Angiome, Teleangiektasien, Angiokeratome;
   b) kapillar-venöse Angiome;
   c) venöse Dysplasien der Hauptstränge, Kavernome;
   d) arterielle Aneurysmen (kongenital oder erworben), arteriovenöse Fisteln (kongenital oder erworben), arteriovenöse Mißbildungen;
   e) komplexe disseminierte neurokutane Angiome (Sturge-Weber-Krabbe, Blanc-Bonnet-Dechaume, Hippel-Lindau), osteodystrophe Angiome (Klippel-Trenaunay, Parkes-Weber, Maffucci-Kast, Fabry).

Unter den angeborenen und erworbenen Anomalien der Blutgefäße soll hier im Rahmen der Gefäßdiagnostik auf die folgenden Formen eingegangen werden:
- Kapillar-venöse Angiodysplasien,
- arterielle und venöse Angiodysplasien,
- arteriovenöses Aneurysma bzw. a. v. Fistel.

Die *kapillar-venöse Angiodysplasie* besteht bereits bei der Geburt und hat in ihrer späteren Entwicklung oft einen variablen Verlauf. Sie ist an der Hand selten. Unter Berücksichtigung der Lokalisation kann der Prozeß zu

einer Funktionsbeeinträchtigung von Sehnen und Muskelelementen oder zum Symptom des Karpaltunnelsyndroms infolge Beeinträchtigung des N. medianus führen (Peled u. Mitarb. 1980, Kojima u. Mitarb. 1976).

Die Arteriographie ist ein wichtiger Schritt zur Diagnose und anschließenden Therapie.

Unter der *venösen Angiodysplasie* verstehen Merland u. Mitarb. (1982) einen erweiterten venösen Strang mit Kavernom bzw. eine Weitstellung und Ektasie von Venengeflechten. Diese Veränderungen der venösen Strombahn – die an der Hand sehr selten sind – bieten klinisch ein klassisches morphologisches Bild. Die Angiographie mit der Darstellung des venösen Konvolutes und ihrer arteriellen Verbindung ist für die operative Therapie eine entscheidende präoperative diagnostische Maßnahme (Abb. 5.6–5.15).

Arteriovenöse Fisteln beruhen auf einer abnormalen Kommunikation zwischen Arterie und Vene mit unterschiedlich großem Shuntvolumen. An der Hand ist diese Gefäßanomalie selten. Die Ursache kann traumatisch oder kongenital bedingt sein (Curtis 1953, Coursley u. Mitarb. 1956, Merland u. Mitarb. 1982).

Die Angiographie ist das entscheidende Verfahren zur Darstellung der zu- und abführenden Gefäße und damit die Voraussetzung für das operative Vorgehen. Nur auf diesem Wege sind auch Aufschlüsse über die Genese dieser Gefäßanomalien zu erhalten.

Literatur

Allenby, P., C. P. Boesel, W. L. Marsh: Diffuse angiomatosis of the extremities presenting as a sarcoma. Arch. Pathol. Lab. Med. 114 (1990) 987–990

Baskerville, P. A., J. S. Ackroyd, M. L. Thomas, N. L. Browse: The Klippel-Trénaunay syndrome: clinical, radiological and haemodynamic features and management. Brit. J. Surg. 72 (1985) 232–236

Booher, R. J.: Lipoblastic tumors of the hands and feet. Review of the literature and report of 33 cases. J. Bone Jt Surg. 47-A (1965) 727–740

Carroll, R. E., J. R. Doyle: Lipoma of the hand. J. Bone Jt Surg. 49-A (1967) 581

Coursley, C., J. G. Ivius, A. W. Barker: Congenital arteriovenous fistulas in extremities: Analysis of 69 cases. Angiology 7 (1956) 201–217

Curtis, R. A.: Congenital arteriovenous fistulae of the hand. J. Bone Jt Surg. 35-A (1953) 917–928

Friedländer, H. L., N. J. Rosenberg, D. J. Graubard: Intraneural lipoma of the median nerve. J. Bone Jt Surg. 51-A (1969) 352

Klippel, M., P. Trénaunay: Du naevus variqueux osteohypertrophique. Arch. gén. Méd. 3 (1900) 611–672

Langer, M., R. Langer, E. U. Voss: Die Radiomorphologie der Angiodysplasie Typ F. P. Weber. Vasa 11 (1982) 21–28

Lie, J. T.: Pathology of angiodysplasia in Klippel-Trénaunay syndrome. Path. Res. Pract. 183 (1988) 747–755

Kojima, T., Y. Ide, E. Marumo, E. Ishikawa, H. Yamashita: Haemangioma of the median nerve causing carpal tunnel syndrome. Hand 8 (1976) 62

Merland, J. J., J. Natali, L. Drouet, et al.: Les angiomes et malformations vasculaires. Medicorama 255 (1982)

Peled, I., Z. Iosipovich, M. Rousso, M. R. Wexler: Haemangioma of the median nerve. J. Hand Surg. 5 (1980) 363–365

Phalen, G. S., J. T. Kendrick, J. M. Rodriguez. Lipomas of the upper extremity. Amer. J. Surg. 121 (1971) 298–306

Stein, A. H.: Benign neoplastic and non neoplastic destructive lesions in the long bones of the hand. Surg. Gynecol. Obstet. 109 (1969) 189–197

Vahlensieck, M.: Differentialdiagnose von blastomatösen Extremitätenhämangiomatosen. Fortschr. Röntgenstr. 152 (1990) 345–347

Vollmar, J.: Zur Geschichte und Terminologie der Syndrome nach F. P. Weber und Klippel-Trénaunay. Vasa 3 (1974) 231–241

Weber, F. P.: Angioma formation in connection with hypertrophy of limbs. Brit. J. Derm. 19 (1907) 231 (zit. n. Vollmar)

Weismann, J.: Blood vessel tumors of the hand. Plast. reconstr. Surg. 23 (1976) 175–186

Wolf, C., H. Partsch: Angiodysplasien der Extremitäten. Hautarzt 38 (1987) 645–651

Wu, K. T., F. R. Jordan, C. Eckert: Lipoma, a cause of paralysis of deep radial nerve. Surgery 75 (1974) 790–795

Abb. 5.**6** Arteriographie der rechten Hand. 10jähriger Patient mit angiomatöser Mißbildung. Gefäßkonvolute, Poolbildung und a. v. Shunts DIV und DV unter Einbeziehung der Mittelhand, im Bereich MCIV und MCV Weichteilschwellung.

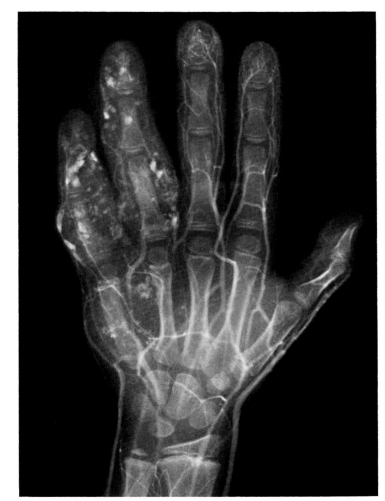

Abb. 5.**7a–c** 27jähriger Patient. Angiodysplasie Typ F. W. Weber.

a Nativaufnahme des rechten Unterarmes. Proportionierter Riesenwuchs. Lakunäre Spongiosastruktur, lakunäre Kortikalisdefekte (↑).

b, c Arteriographie des Unterarmes und der Hand. Angiodysplasie und ausgeprägte arteriovenöse Mißbildungen. Infolge der Mißbildung und der a. v. Shunts (↑) verzögerte digitale und akrale Füllung.

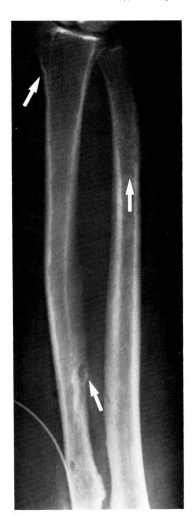

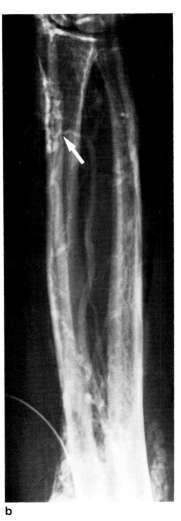

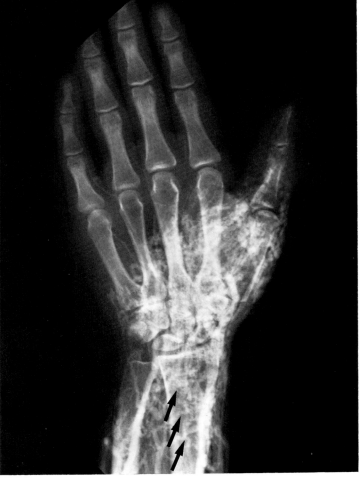

a

b

c

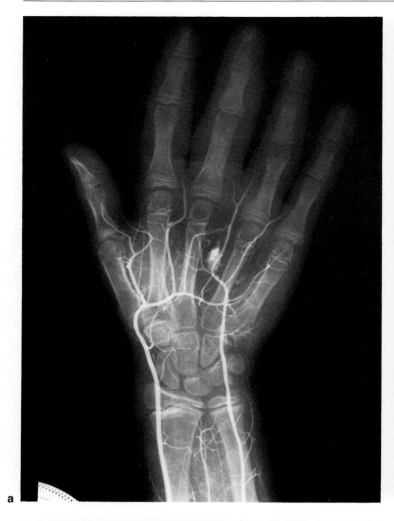

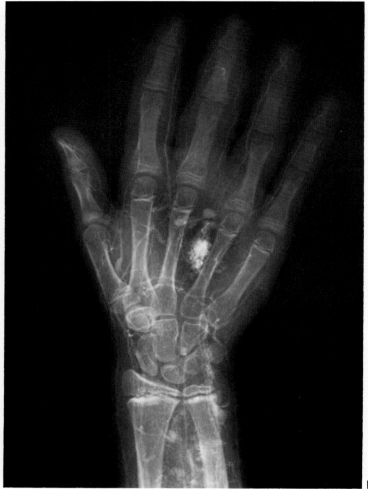

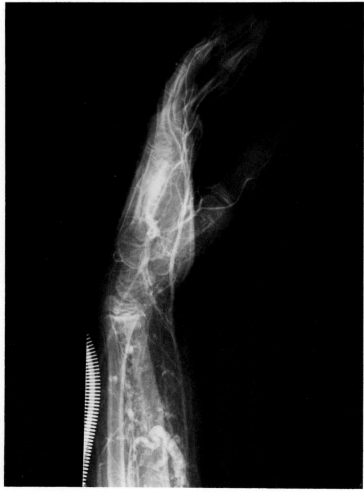

Abb. 5.**8a—c** 12jähriger Patient mit Weichteilschwellung im Bereich der Mittelhand und der Phalangen, vorwiegend DIII und DIV. A. v. Dysplasie vom Typ F. W. Weber im Bereich des Unterarmes und der Hand.

a Frühe arterielle Phase. Beginnende Shunts im Bereich des Unterarmes und in Höhe der Aa. digitales palmares communes zwischen MCIII/IV und MCIV/V. Noch keine Füllung der Digitalarterien. Weichteilschwellung im Bereich DII—DIV.

b Späte arterielle Phase. Starke venöse Füllung über a. v. Shunts im Bereich der A. interossea und A. ulnaris. Zunehmende a. v. Shunts im Mittelhandbereich zwischen MCI und MCV. Füllung der Digitalarterien mit fadenförmiger Engstellung. In ihrem Bereich sind a. v. Shunts noch nicht nachweisbar.

c Mittlere arterielle Phase. Multiple a. v. Shunts im Bereich des gesamten Unterarmes und der Mittelhand. Venöse Dysplasie.

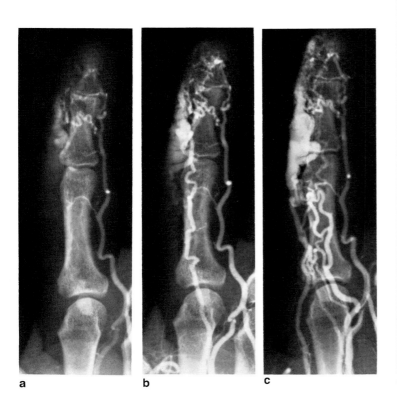

a   b   c

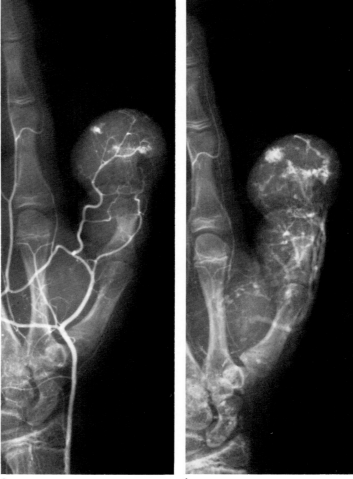

a   b

Abb. 5.**9a–c** 58jährige Patientin mit klinischem Verdacht auf vaskuläre Mißbildung im Bereich DII. Arteriographie der linken Hand. Ausschnittaufnahmen DII links mit **a** früher, **b** mittlerer und **c** später arterieller Phase. Kavernöses Hämangiom im Bereich DII mit zunehmender Auffüllung des venösen Schenkels von der frühen zur späten arteriellen Phase über die ulnare Digitalarterie DII mit arteriellem Schenkel über die Aa. arcuatae und die Fingerkuppenarterien. Retrograde Auffüllung der Digitalarterie DII radial.

Abb. 5.**10a–b** 16jähriger Patient mit Weichteiltumor im Bereich des 1. Strahls und des Daumenballens. Klinischer Verdacht auf kavernöses Hämangiom. Arteriographie der rechten Hand. Ausschnitt DI/DII.

a Frühe arterielle Phase. Weichteilschwellung im Bereich des 1. Strahls und des Daumenballens. Normale Darstellung der Unterarmgefäße bis zum tiefen und oberflächlichen Hohlhandbogen. Aufzweigung und Spreizung der A. princeps pollicis mit Schlängelung und Hypervaskularisation im Bereich des Endgliedes in der frühen arteriellen Phase. Beginnende multiple a. v. Shunts.

b Späte arterielle Phase. Arterielle Restfüllung. Ausgeprägter venöser Rückfluß mit venöser Poolbildung im Bereich des Mittel- und Endgliedes DI und des Daumenballens.

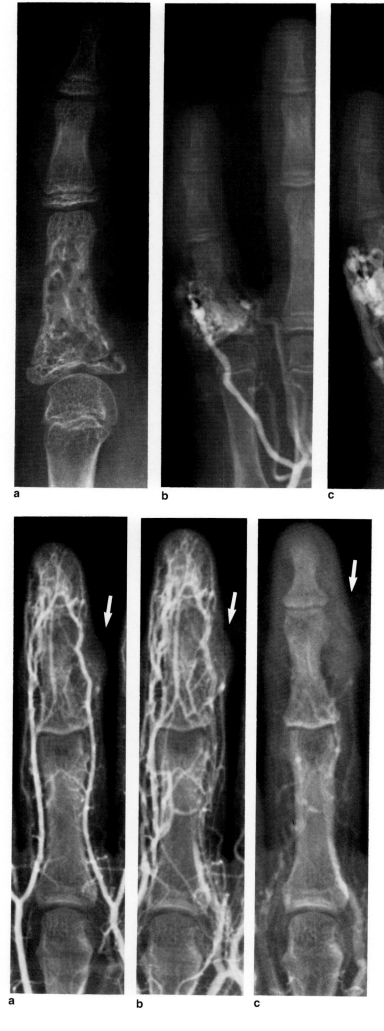

a   b   c

Abb. 5.**11a–c** 12jährige Patientin mit klinischem Verdacht auf Hämangiom im Bereich DV
links. Histopathologisch Hämangiom vom kaver-
nösen Typ mit ossärer Beteiligung, sog. Gefäß-
hamartom.

a Skelettaufnahme DV links. Wabige Strukturauflockerung mit Sklerosierungszonen und unre-
gelmäßiger Begrenzung der Grundphalanx DV
unter Einbeziehung der Epiphyse.

b, c Arteriographie der linken Hand (Ausschnitt).
b Frühe arterielle Phase. Zuführende kräftige Gefäße im Bereich MCIV/MCV zur Grundphalanx
DV. Ausgedehntes, feines Gefäßkonvolut im Bereich der Grundphalanx DV mit multiplen Shunts
und beginnender venöser Füllung unter Einbeziehung der knöchernen Anteile in der Grundphalanx. Dezente Hypervaskularisation im Bereich der subkapitalen Region MCV. **c** Spätere
arterielle Phase. Ausgeprägtes Gefäßkonvolut
mit a. v. Shunt und kräftigem venösen Rückfluß
im Bereich der Grundphalanx DV und der subkapitalen Region MCV.

a   b   c

Abb. 5.**12a–c** 19jährige Patientin. Umschriebene Weichteilschwellung DIII rechts distal und radial (↑). Klinischer Verdacht auf
tumorösen Gefäßprozeß.
Arteriographie der rechten Hand. Ausschnitte von früher arterieller
bis venöser Phase. Umschriebener Weichteiltumor mit zunehmender
Vaskularisation und a. v. Shunts. Umschriebenes kavernöses Hämangiom.

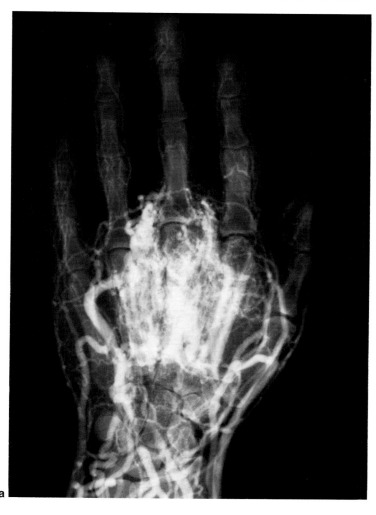

a

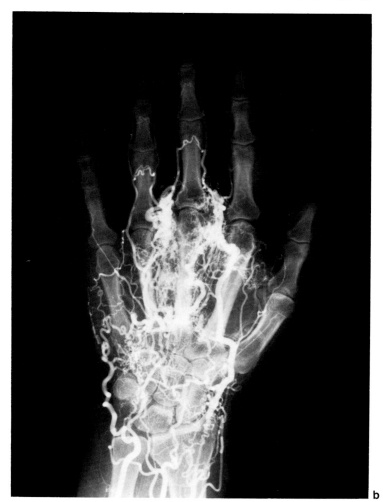

b

Abb. 5.**13a–c**   33jährige Patientin mit ausgedehntem Hämangiom der rechten Hand. Histologie: Rankenangiom. 1969 Ausräumung des Gefäßkonvoluts aus der Hohlhand und am Handrücken. 1972 zusätzliche Teilresektion des stark erweiterten oberflächlichen Hohlhandbogens. 1973 zusätzliche Resektion der stark erweiterten A. radialis. Arteriographie der rechten Hand. Verlaufsbeobachtung.

a 1972: Spätere arterielle Phase. Ausgedehntes Gefäßkonvolut im Bereich der Mittelhand mit kräftigen zuführenden arteriellen Gefäßen über die A. radialis und A. ulnaris bzw. den tiefen und oberflächlichen Hohlhandbogen mit Darstellung eines ausgedehnten Gefäßkonvoluts im Bereich der Mittelhand zwischen MCII und MCIV. Kräftiger venöser Rückfluß mit erweiterten Venen.

b 1981: Frühere arterielle Phase. Ausgeprägtes arterielles Gefäßkonvolut, das von der A. radialis, der A. interossea und der A. ulnaris gespeist wird, mit einem System von arteriellen Gefäßen im Bereich der Handwurzel und der Mittelhand. Multiple a. v. Shunts mit beginnender venöser Füllung. Großes Shuntvolumen mit Minderversorgung der digitalen Abschnitte DI–DV.

c Spätere arterielle Phase. Ausgeprägter a. v. Shunt mit großem Shuntvolumen. Ausgeprägtes venöses Konvolut im Bereich der Mittelhand und des Unterarmes mit Darstellung erweiterter venöser Abflußwege. Arterielle Restfüllung. Minderversorgung der Phalangen bei großem Shuntvolumen.

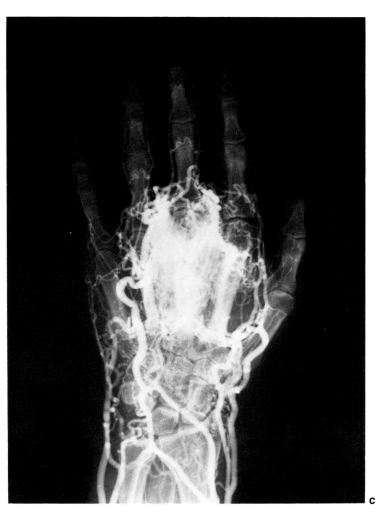

c

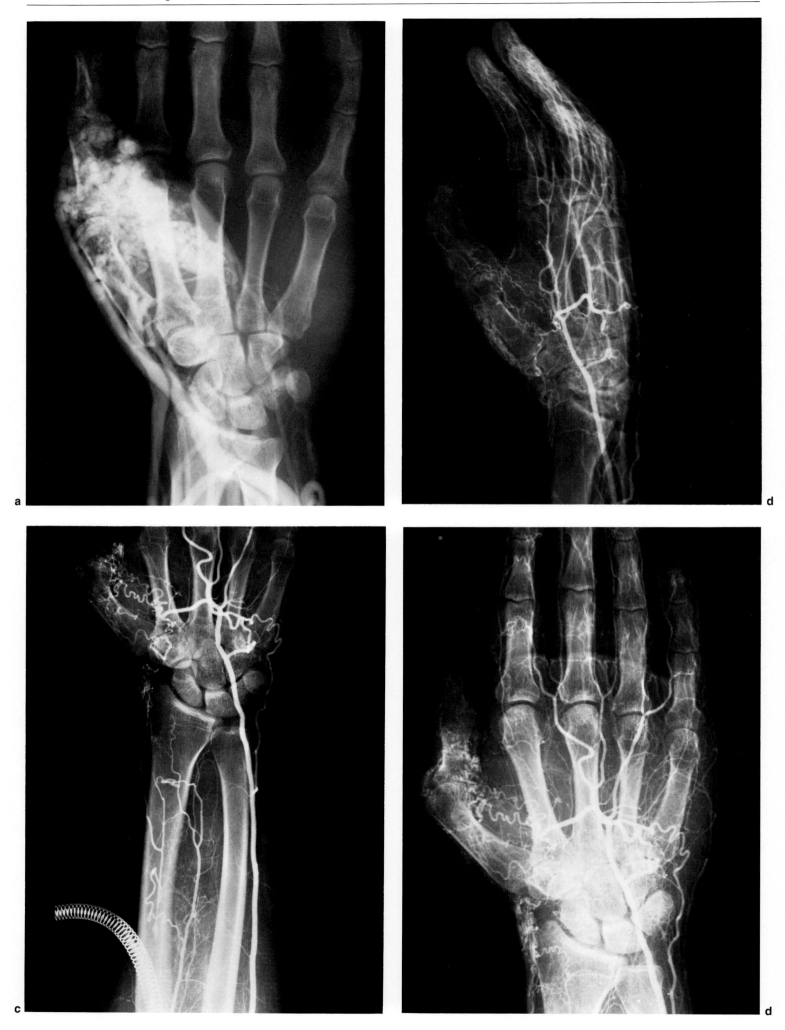

◄ Abb. 5.**14a–d** 31jähriger Patient mit ausgedehntem kavernösem Hämangiom im Bereich DI und des Daumenballens. Zustand nach mehrfacher Korrekturoperation. Hauttransplantation und Lappenplastik. Dystrophie des gesamten Daumens mit Versteifung im Endgelenk. Radiale Bandinstabilität des Daumens mit Adduktionsstellung. Fehlender Radialispuls. Schlechte Weichteildeckung im Bereich des Daumens und des Thenars mit Funktionseinschränkung. Verlaufsbeobachtung.

a Juli 1975: Arteriographie der rechten Hand. Fortgeschrittene arterielle Phase. Ausgedehntes kavernöses Hämangiom im Bereich des Daumens und des Thenars mit arteriellem und vor allem venösen Konvolut. Kräftiger venöser Rückfluß mit erweiterten Venen im Bereich des Thenars und des Unterarmes.

b September 1975: Kontrollangiographie nach operativer Versorgung des Hämangioms. Fehlende Darstellung der A. radialis und der A. princeps pollicis. Ulnarer Versorgungstyp. Versorgung des 1. Strahls über ein System von kollateralen arteriellen Gefäßen mit Engstellung und Schlängelung.

c, d Januar 1982: Kontrollangiographie des rechten Unterarmes und der rechten Hand zum Ausschluß eines Hämangiomrezidivs. Ulnarer Versorgungstyp mit normaler Darstellung der A. ulnaris und der A. interossea. Fehlende Darstellung der A. radialis. Kollateralisation über die A. interossea. Beim Vergleich mit der Untersuchung von 1975 unveränderte Gefäßsituation im Bereich DI und des Thenars. Kein Hämangiomrezidiv.

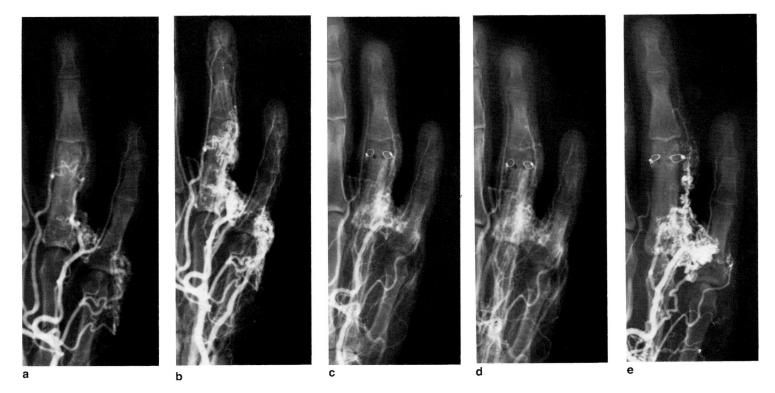

a   b   c   d   e

Abb. 5.**15a–e** 32jährige Patientin. Kavernöses Hämangiom im Bereich DIV und DV und angrenzendem Hypothenar rechts. Verlaufsbeobachtung.

a, b Oktober 1977: Angiographie der rechten Hand. Frühe und späte arterielle Phase. Mäßig erweiterte zuführende arterielle Gefäße mit zunehmendem Gefäßkonvolut im Bereich DIV und DV. Multiple a. v. Shunts mit venöser Poolbildung und erweiterten venösen Abflußwegen.

c, d Februar 1978: Kontrollangiographie der linken Hand nach operativer Versorgung des Hämangioms. Resthämangiom im Bereich der Grundphalangen DIV und DV mit arteriellem Gefäßkonvolut und mäßiger Erweiterung der zuführenden Arterien sowie geringem Shuntvolumen. Geringe venöse Poolbildung mit nicht wesentlich erweiterten venösen Abflußwegen.

e April 1983: Kontrollangiographie der rechten Hand, mittlere arterielle Phase. Beim Vergleich mit der Angiographie von 1978 Rezidivneigung des Hämangioms an der Basis der Grundphalangen DIV und DV mit kräftigen und erweiterten zuführenden Arterien.

6 Traumatische Gefäßveränderungen*

Im Gegensatz zur unteren Extremität führen die degenerativen Gefäßveränderungen an der Hand selten zu symptomatischen Gefäßverschlüssen. Die chirurgischen Fragestellungen beschränkten sich seither zunächst auf die Gefäßmorphologie von peripheren Tumoren und Mißbildungen sowie auf den Nachweis embolischer Gefäßverschlüsse. Erst der Fortschritt auf dem Gebiet der Transplantations- und Wiederherstellungschirurgie hat in den letzten Jahren zu einer Verbreiterung des Indikationsspektrums für die Handarteriographie geführt. Gefäßdarstellungen zur operativen Planung und postoperativen Kontrolle, besonders bei Komplikationen, stehen heute im Vordergrund. Dieser Wandel unterstreicht die Bedeutung der Arteriographie des Unterarmes und der Hand in der Chirurgie (Berk 1963, Marshall u. Mitarb. 1966). So kommt es häufig nach schweren Gewalteinwirkungen am Unterarm und an der Hand zu Weichteil- und Knochenverletzungen mit Beteiligung der großen Gefäße (Rahmel 1970). Ein traumatisch bedingter Gefäßverschluß, ein Gefäßabriß oder die sekundäre Thrombose mit Verlegung der arteriellen Strombahn (Scola u. Holch 1990) führen zu schweren Komplikationen, die vor einer operativen Versorgung der Weichteil- und Knochenverletzungen erkannt werden müssen (Abb. 6.1−6.10). Auch Verbrennungen zweiten und dritten Grades können die arterielle Strombahn im Bereich des Unterarmes und der Hand mit einbeziehen und die arterielle Gefäßversorgung beeinträchtigen. Hendrickx u. Mitarb. (1985) fanden in ihren Untersuchungen über traumatische Gefäßläsionen der Extremitäten bei 88 Patienten 40mal eine Beteiligung der oberen und 48mal der unteren Extremitäten. Sowohl sichere als auch unsichere Zeichen der Arterienverletzung sind eine Indikation zur Gefäßdarstellung (Abb. 6.11−6.16).

Nach diesen Autoren sind beweisende Kriterien einer Gefäßläsion im Angiogramm:
− Obstruktion/Verschluß der Arterie,
− Paravasat des Kontrastmittels,
− Wandirregularität der Arterie,
− frühe venöse Füllung/a. v. Fistel,
− falsches Aneurysma.

Rahmel (1970) wies in seinen Untersuchungen auf charakteristische Gefäßverletzungen bei schweren Quetschtraumen der Hand hin. Nach seinen Erfahrungen kommt es ausschließlich zu Zerreißungen auf der Radialseite und im Bereich der A. radialis sowie des R. superficialis (Abb. 6.17−6.28).

Chronisch traumatische Einwirkungen (wie z.B. Vibrationstraumen) (Abb. 6.1) können durch die ständige Einwirkung des Traumas über einen längeren Zeitraum zu schweren Gefäßveränderungen bis zum Gefäßverschluß führen. Bei unklaren und segmentalen Veränderungen der Hand im Sinne eines Raynaud-Syndroms sollte deshalb die Berufsanamnese genauestens analysiert werden. Nach Leyhe (1986) müssen beim Vibrationssyndrom drei Kriterien erfüllt sein:

− Es muß ein Raynaud-Phänomen vorliegen.
− Andere Ursachen eines sekundären Raynaud-Syndroms sind auszuschließen.
− In der Vorgeschichte muß eine ausreichend lange vibrationsbelastende Arbeit geleistet worden sein.

Entgegen der allgemeinen Kenntnis ist das Vibrationssyndrom keine seltene Erkrankung. Zur Genese des Raynaud-Syndroms gibt es folgende Theorien: Durch die chronisch traumatische Schädigung infolge der Vibration kann die glatte Gefäßmuskulatur der Digitalarterien hypertrophieren und damit zur Einengung des Gefäßlumens führen. Kältereiz und zusätzliche Vibrationsbelastung können einen reversiblen Gefäßverschluß bedingen (Theriault u. Mitarb. 1982). Russische und japanische Arbeitsgruppen berichten über übergreifende pathogenetische Faktoren (Matoba u. Mitarb. 1975, 1977) durch Kälteläsion und Vibration, die zur Beeinflussung des zentralen Nervensystems mit überschießender sympathischer Aktivität führen und eine periphere Vasokonstriktion auf nervösem und humoralem Weg auslösen. Zum Beweis für diese pathogenetische Theorie werden kardiovaskuläre Adaptationsphänomene angeführt. Nach einer Übersicht des US Department of Health and Human Services arbeiten in den USA ca. 1,2 Mill. Arbeiter mit vibrationsbelastenden Geräten (1983). Unter ihnen wurde im Jahre 1979 eine Zahl von 39 Fällen mit Vibrationssyndrom registriert.

Zu dieser Gruppe der chronisch traumatischen Einwirkungen mit entsprechenden Gefäßläsionen gehört auch das Hypothenar-Hammersyndrom (Pouliadis u. Mitarb. 1977) (Abb. 6.2). Der erste, gut dokumentierte Fall einer traumatisch bedingten Thrombose der A. ulnaris wurde bereits 1934 von Rosen beschrieben. Durch den Einsatz des Hypothenars als „Hammer" während der Arbeit ist das Gefäß in dieser exponierten Lage chronisch mechanischen Traumen ausgesetzt. Diese führen dann zur Schädigung der Gefäßwand mit anschließender Thrombosierung oder Aneurysmenbildung (Gonn u. Mitarb. 1970). Diesem Syndrom wird aber immer noch zu wenig Beachtung geschenkt. Entsprechend selten wird deshalb die richtige Diagnose gestellt. Obwohl klinische Untersuchung und Berufsanamnese in den meisten Fällen zuverlässige Hinweise geben, ist die Arteriographie für die Klärung dieses Krankheitsbildes entscheidend. Sie zeigt die charakteristische Läsion der A. ulnaris und des Arcus palmaris superficialis. Anamnese, klinisches Bild und Angiogramm führen zu einer sicheren Abgrenzung zu anderen pathologischen Gefäßprozessen (Abb. 6.4; Abb. 4.7).

* Herrn Prof. Dr. med. A. Berger, Direktor der Klinik für Plastische-, Hand- und Wiederherstellungschirurgie der Medizinischen Hochschule Hannover im Krankenhaus Oststadt, danken wir für die freundliche Hilfe bei der Auswahl der chirurgischen Krankheitsfälle.

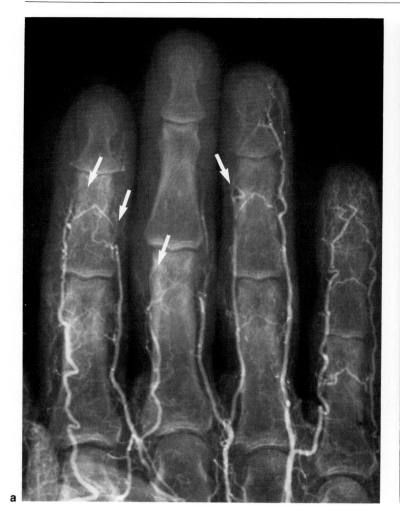

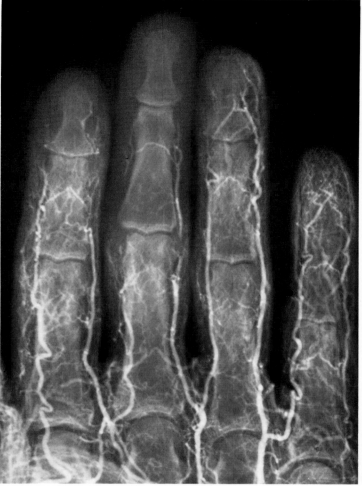

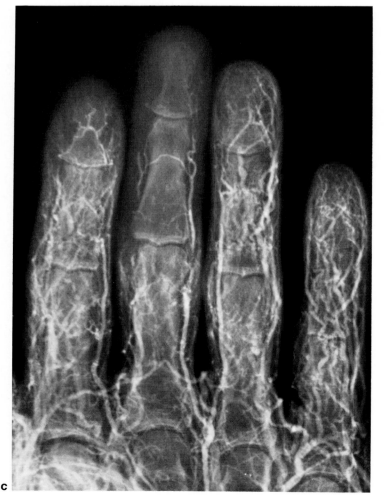

Abb. 6.**1a–c** 49jähriger Patient. Langjährige Arbeit mit Preßluft-hammer. Arteriographie der rechten Hand.

a Frühe arterielle Phase. Verschluß im Bereich der Digitalarterien DII und DIII im distalen bzw. mittleren Abschnitt sowie der Digitalarterie DIV radial (↑).

b Mittlere arterielle Phase. Unveränderte Verschlußsymptomatik im Bereich DII–DIV mit verzögerter akraler Phase.

c Späte arterielle Phase. Unveränderte Verschlußsymptomatik DII–DIV.

Beurteilung: Vibrationsschaden DII–DIV.

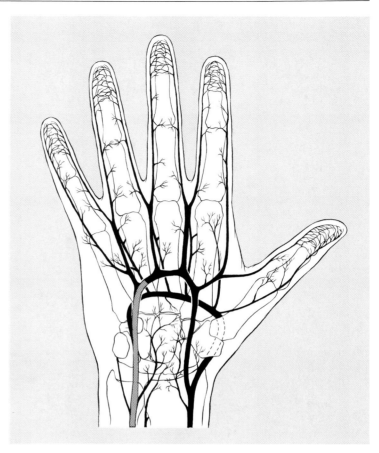

Abb. 6.**2**   Hypothenar-Hammersyndrom (schematisch). Typische Lokalisation im Bereich der A. ulnaris und des oberflächlichen Hohlhandbogens.

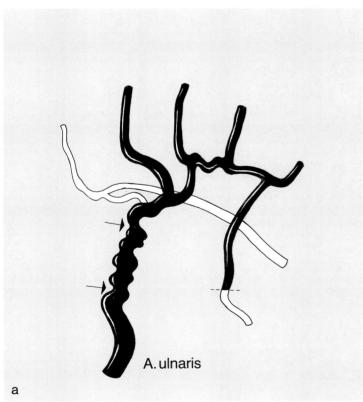

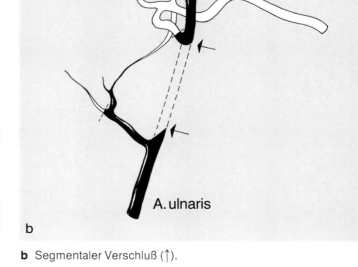

Abb. 6.**3a−b**   Arcus palmaris superficialis (schematisch).

b Segmentaler Verschluß (↑).

a Perlschnurartige Wandveränderungen (↑).

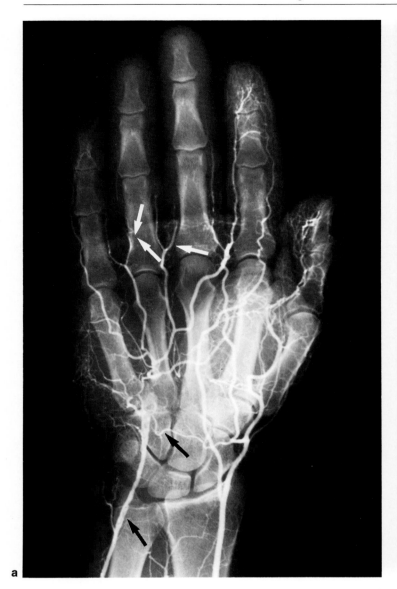

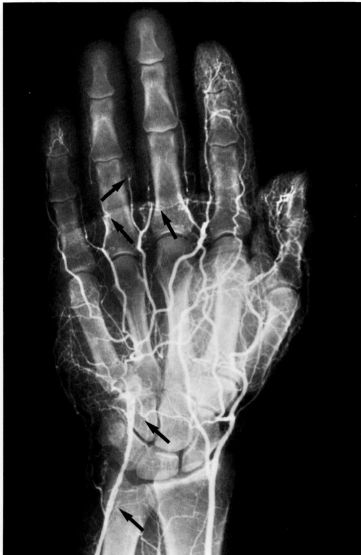

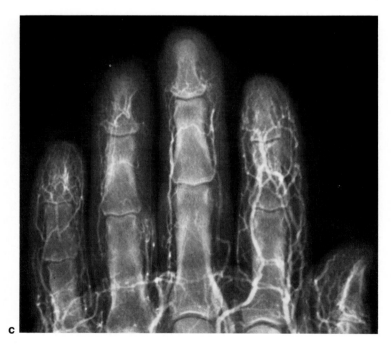

Abb. 6.**4a–c** 53jähriger Patient, von Beruf Kranfahrer. Nichtraucher. Bei der 14jährigen beruflichen Tätigkeit Bedienung einer Kupplung, die mit dem Hypothenar durch festen Druck stabilisiert werden mußte. Klinischer Hinweis auf Verschluß der A. ulnaris.

Frühe bis späte arterielle Phase (**a, b, c**). Langstreckige Wandunregelmäßigkeiten der A. ulnaris (↑) in Höhe des Handgelenks mit Verschluß am Übergang zum Hohlhandbogen. Im gesamten Bereich der A. ulnaris finden sich Wandauflagerungen, die in Verschlußhöhe am stärksten ausgebildet sind. Verschluß mehrerer Digitalisarterien im Ulnarisversorgungsbereich, vor allem DIII und DIV (↑) sowie DV radial. Die Digitalarterien zeigen im Verschlußbereich und im vorgeschalteten Abschnitt Wandunregelmäßigkeiten mit dezenten Aussparungen im Gefäßlumen. Verzögerte akrale Füllung DIII und DIV. Kollateralkreislauf über die Fingerkuppengefäße. Regelrechte Darstellung der A. interossea und A. radialis.

Beurteilung: Zusammen mit der beruflichen Tätigkeit charakteristisches Bild eines Hypothenar-Hammersyndroms mit Verschluß im Bereich der A. ulnaris und Embolisierung der Digitalarterien DIII–DV.

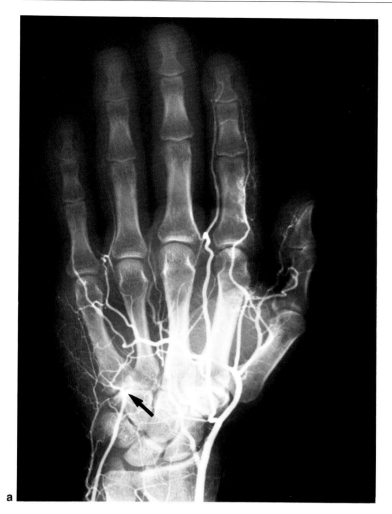

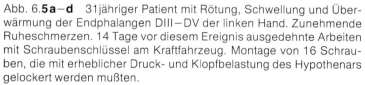

a

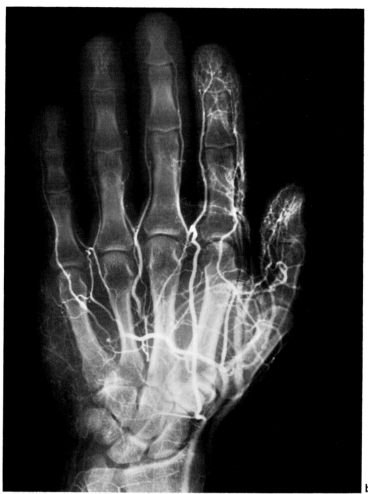

b

Abb. 6.**5a–d** 31jähriger Patient mit Rötung, Schwellung und Über-
wärmung der Endphalangen DIII–DV der linken Hand. Zunehmende
Ruheschmerzen. 14 Tage vor diesem Ereignis ausgedehnte Arbeiten
mit Schraubenschlüssel am Kraftfahrzeug. Montage von 16 Schrau-
ben, die mit erheblicher Druck- und Klopfbelastung des Hypothenars
gelockert werden mußten.

a Arteriographie der rechten Hand vor i. a. Priscol-Gabe. Kräftige
Füllung der A. radialis bis zum Hohlhandbogen. Radialer Versorgungstyp. Abbruch der A. ulnaris (↑) mit Stumpfkollateralen und
kollateraler Verbindung zum tiefen Hohlhandbogen. Die Gefäßwand
im Verschlußbereich ist glatt konturiert.

b Spätere arterielle Phase. Rasche und zeitgerechte akrale Füllung
DI und DII, deutlich verzögerte Füllung im Bereich DIII–DV. Faden-
förmig enggestellte und wellig konturierte Arterie der Mittelhand im
Bereich MCIII. Fadenförmige Engstellung im Bereich DIV und DV mit
fehlender Füllung ihrer radialen Anteile. Beginnende akrale Füllung
DIII und DV.

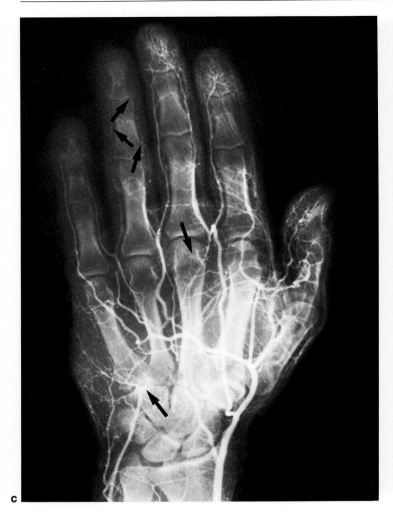

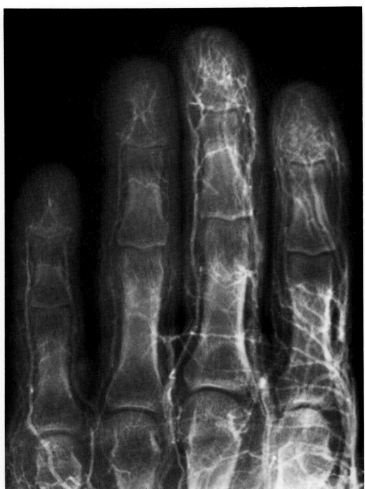

c, d Kontrollserie nach i. a. Priscol-Gabe. Unveränderte Situation im Bereich der A. ulnaris in Höhe des Verschlusses (↑). Gleichmäßige akrale Füllung von DI–DIII. Unverändert nachweisbare Engstellung und Konturunregelmäßigkeit im Bereich der Mittelhandarterie MCIII (↑). Engstellung, Gefäßfragmentation mit Ausbildung von Kollateralen im Bereich DIV (↑). Verzögerte akrale Füllung DV.

Beurteilung: Ältere posttraumatische Veränderung im Sinne eines Hypothenar-Hammersyndroms mit Verschluß der A. ulnaris und Ausbildung von Stumpfkollateralen. Die Gefäßmorphologie im Bereich der Mittelhandarterie MCIII sowie der Digitalarterien DIV und DV sind entweder Traumafolge oder Folge einer Mikroembolisation. Kompensatorischer radialer Versorgungstyp.

Abb. 6.**7a–b**   54jähriger Patient. Zustand nach Dupuytren-Kontrak- ▶
tur-Operation. Seit 2 Monaten postoperativ Beschwerden als Raynaud-Symptomatik im Bereich DIV links. Arteriographie der linken Hand (Ausschnitte).

a Frühe arterielle Phase. Verschluß der Digitalarterie DIV radial (↑). Normale Darstellung der Digitalarterie DIV ulnar mit Kollateralisation im distalen Abschnitt über die Aa. arcuatae.

b Späte arterielle und beginnende venöse Phase. Unveränderte Verschlußsymptomatik der Digitalarterie DIV radial (↑).

Beurteilung: Verschluß der Digitalarterie DIV radial nach Dupuytren-Kontraktur-Operation.

Abb. 6.**6a−b** 16jähriger Patient nach Explosionstrauma des rechten Unterarmes. Zustand nach ausgedehntem Trümmerbruch der Ulna mit Durchtrennung der Nn. ulnaris und medianus. Nerventransplantation.

a Arterielle Phase. Vollständiger Verschluß der A. ulnaris mit kollateralen Gefäßen im Versorgungsbereich der A. ulnaris. Kompensatorische Hypertrophie der A. radialis mit kollateraler Gefäßversorgung zum distalen Versorgungsgebiet der A. ulnaris und einer retrograden Füllung der Hohlhandbögen und der gelenknahen hypoplastischen A. ulnaris. Zahlreiche Metallsplitter in den Weichteilen und im Skelett des proximalen bis mittleren Unterarmes.
b Venöse Phase. Gut kollateralisierter Verschluß der großen ulnaren Vene im mittleren Drittel. Keine Behinderung des venösen Rückflusses.

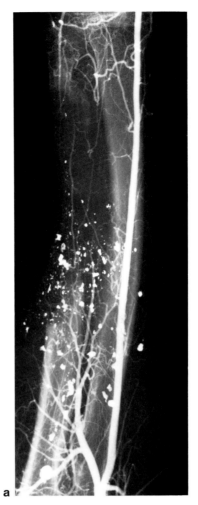
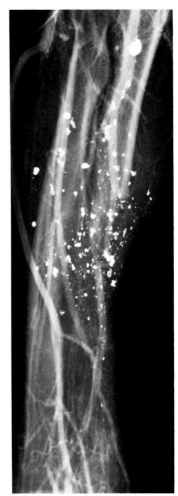

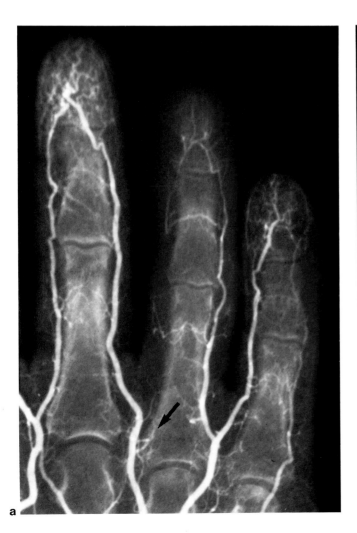
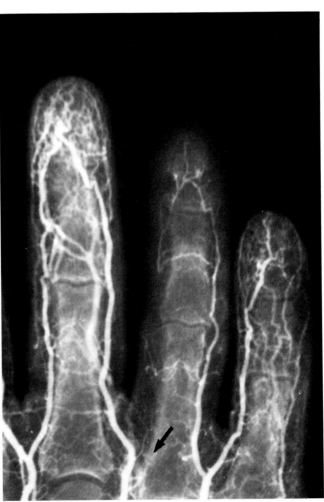

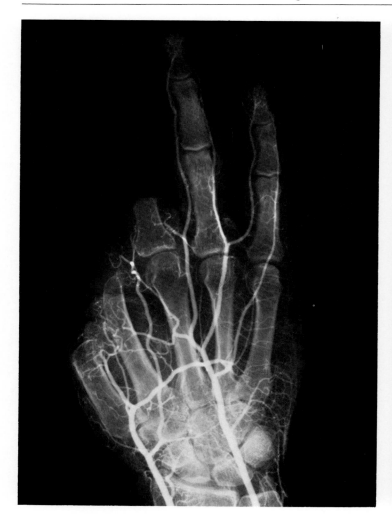 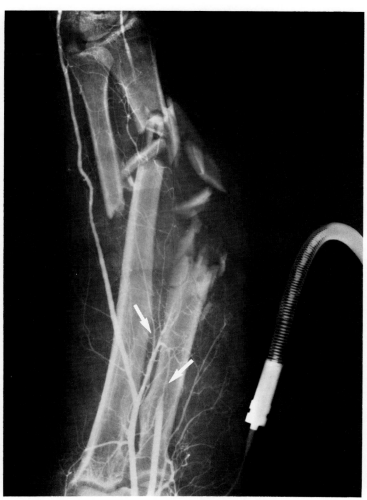

Abb. 6.**8** 22jähriger Patient. Zustand nach Amputation DI–DIII durch Trauma. Gefäßdarstellung der linken Hand vor Zehentransfer. Normale Darstellung der großen Unterarmarterien bis zum Hohlhandbogen. Bei unterschiedlicher Amputationshöhe DI–DIII entsprechender Verschluß der Aa. digitales palmares communes in Höhe des Amputationsstumpfes mit kollateraler Versorgung der Stumpfweichteile. Normale Gefäßverhältnisse im Bereich DIV und DV.

Abb. 6.**9** 44jähriger Patient mit Unterarmtrümmerfraktur. Arteriographie des rechten Unterarmes vor Versorgung der Fraktur. Begleitende Gefäßverletzung mit Verschluß der A. radialis und retrograder Thrombosierung des Gefäßes (↑), Verschluß im proximalen Verlauf. Verschluß der A. interossea im proximalen Verlauf (↑). Normale Darstellung der A. ulnaris mit leichter Spastik im mittleren und distalen Drittel. Retrograde Auffüllung der A. radialis im distalen Verlauf über den Hohlhandbogen.

Abb. 6.**10a–b** 50jähriger Patient mit Zustand nach Kreissägenver- ▶
letzung der linken Hand. Kuppendefekt des Zeigefingers, subtotale Amputation des 3., 4. und 5. Fingers. Arteriographie der linken Hand vor Pulpalappenplastik von der Großzehe links zum Endglied des 2. Fingers sowie Vollhautlappenplastik des Pulpanebendefekts.

a Mittlere arterielle Phase. Engstellung, segmentale Stenosierung und Schlängelung der Digitalarterie DII radial im distalen Verlauf. Fehlende akrale Füllung. Verschluß der Digitalarterie DII ulnar distal.

b Späte arterielle und venöse Phase (Ausschnitt). Verschluß der Digitalarterien DII–DV im distalen Verlauf. Unveränderte Gefäßmorphologie der Digitalarterie DII radial im distalen Verlauf mit Engstellung, Schlängelung und Wandunregelmäßigkeit. Unzureichende Gefäßversorgung im Bereich der Amputationsstelle DIII–DV. Gefäßwandveränderungen bzw. Gefäßverschluß als Folge der Weichteilverletzung im Endgliedbereich DII.

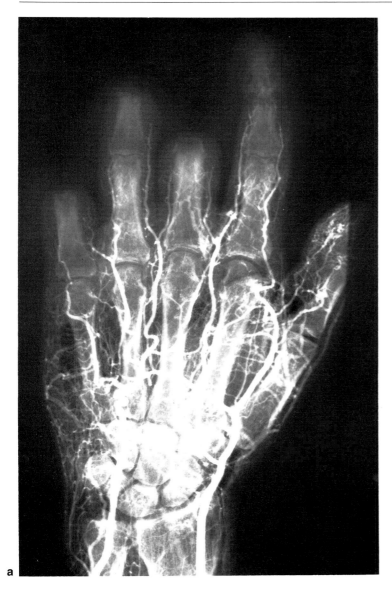

a

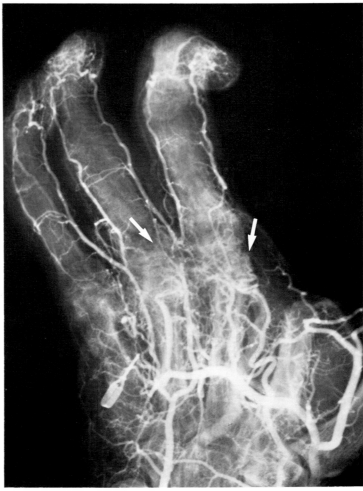

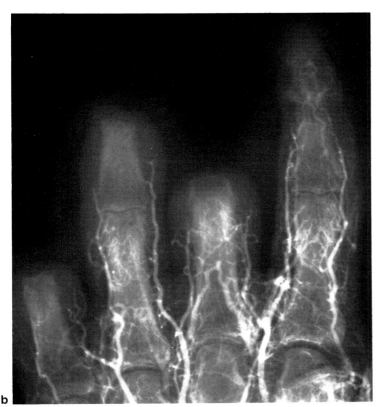

b

Abb. 6.**11** 33jähriger Patient. Zustand nach subtotaler Amputation DII−DV rechts, Replantation DIII−DV rechts sowie Sequestrotomie und Fistelgangexzision MCI rechts.
Arteriographie der rechten Hand (3 Monate nach Amputation) zur postoperativen Kontrolle der Gefäßversorgung DIII−DV. Mittlere arterielle Phase. Zustand nach Amputation DII rechts. Verschluß der Digitalarterie im Bereich DIII radial (↑) und ulnar sowie DIV an der Basis radial (↑). Gute kollaterale Gefäßversorgung und Überbrükkung der kurzen Verschlußstrecke mit guter Darstellung der Digitalarterien DIII−DV, gleichmäßige akrale Gefäßfüllung.

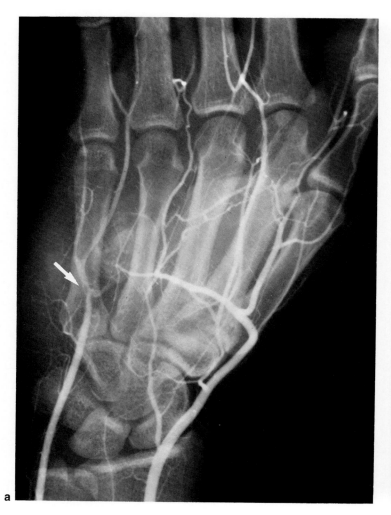
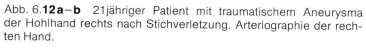

a

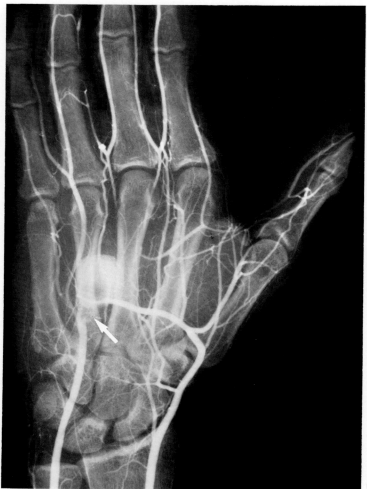

b

Abb. 6.12a–b   21jähriger Patient mit traumatischem Aneurysma der Hohlhand rechts nach Stichverletzung. Arteriographie der rechten Hand.

a Frühe arterielle Phase. Nach Abgabe ihres Astes zum tiefen Hohlhandbogen zeigt die A. ulnaris Wandunregelmäßigkeiten und dezente Füllungsdefekte mit beginnender Kontrastmittelanfärbung in ihrem Übergangsbereich zum tiefen Hohlhandbogen zwischen MCIV und MCV. Kleiner Füllungsdefekt der Gefäßversorgung MCIV und MCV am Abgang aus der A. ulnaris (↑).

b Späte arterielle Phase. Zunehmende kontrastmitteldichte Anfärbung des Aneurysmas im Bereich der Hohlhand zwischen MCIII und MCIV. Das Aneurysma liegt im Zusammenfluß beider Schenkel der A. radialis und der A. ulnaris zum Hohlhandbogen. Gefäßunregelmäßigkeit und Füllungsdefekt der A. ulnaris bzw. ihres Astes zum tiefen Hohlhandbogen (↑), Engstellung der radialseitigen Arterie des tiefen Hohlhandbogens mit flacher Abdrängung im Bereich des Aneurysmas. Flachbogige Verdrängung der versorgenden Gefäße zum 3. und 4. Strahl nach ihrem Abgang vom Hohlhandbogen bzw. der A. ulnaris. Die Lokalisation der Gefäßverletzung wird im OP-Bericht bestätigt. Die durchtrennten Enden des Hohlhandbogens sind sekundär thrombosiert, die Blutkoagula werden vor der Plastik entfernt.

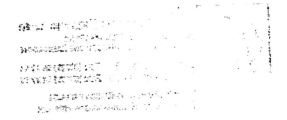

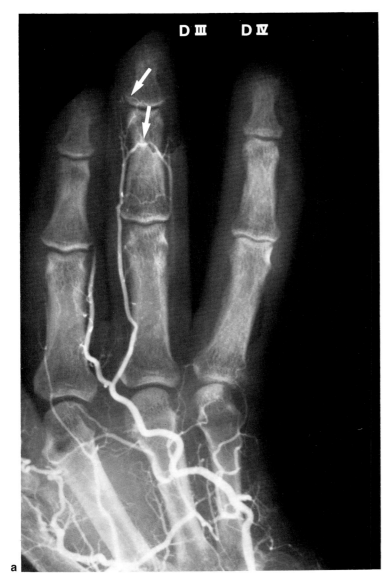

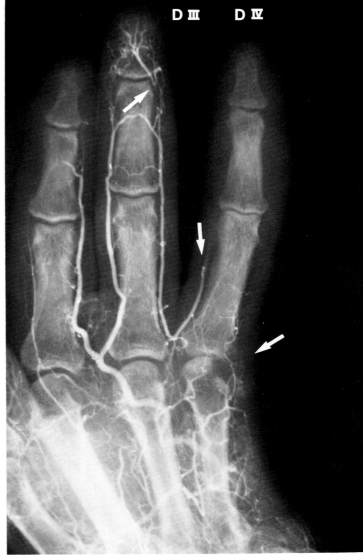

a

b

Abb. 6.**13a−b** 46jähriger Patient. Zustand nach schwerer Quetschverletzung der linken Hand mit Verlust des 5. Strahls mit den klinischen Zeichen einer Durchblutungsstörung im Bereich des 2. und 4. Strahls. Arteriographie der linken Hand.

a In der frühen arteriellen Phase Teilversorgung DII und DIII mit Kollateralisation radial über die distale A. arcuata (↑). Fehlende Füllung im Bereich DIV.

b Späte arterielle und beginnende venöse Phase. Fadenförmig enggestellte Digitalarterie DII radial bis zum Mittelgelenk und ulnar bis zum mittleren Verlauf mit beginnender Kollateralisation zur kontralateralen Seite. Kräftige Füllung der Digitalarterie DIII radial und ulnar bis zur distal dargestellten A. arcuata. Wandveränderungen mit Verschluß und Kollateralisation im Bereich DIII distal (↑). Gute akrale Füllung. Verschluß der Digitalarterie DIV radial (↑) und ulnar (↓). Die späte venöse Phase ergibt keine Änderung der Gefäßsituation.

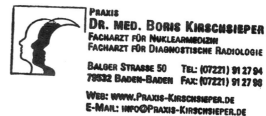

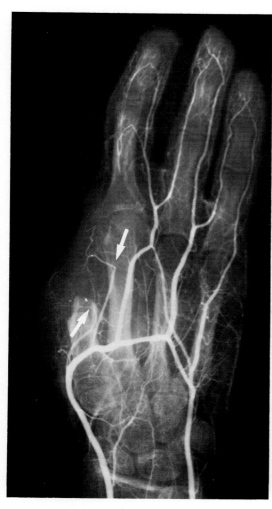
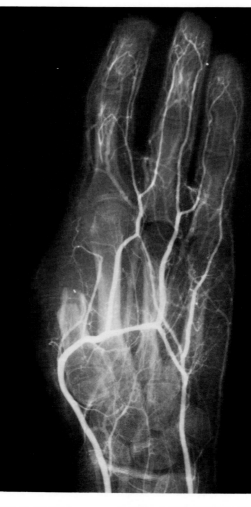

Abb. 6.**14a−b**   19jähriger Patient. Zustand nach Amputation des 1. und 2. Strahls durch Trauma mit stehengebliebener Basis des MCII. Arteriographie der linken Hand vor Zehentransfer.

a Frühe arterielle Phase. Verschluß der Aa. digitales palmares communes DII und DIII mit Stumpfkollateralen (↑). Retrograde Versorgung der Digitalarterie DIII radial über die A. arcuata.

b Späte arterielle Phase. Keine wesentliche Änderung der Gefäßmorphologie im Bereich DII und DIII. Guter venöser Rückfluß aus dem Bereich des 3. Strahls.

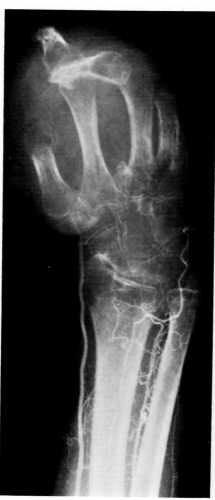
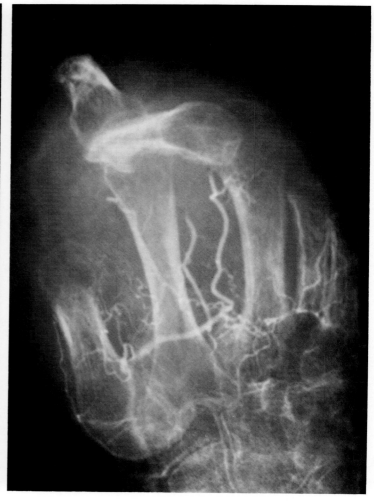

6.**16a−b**

Abb. 6.**15** 26jähriger Patient. Zustand nach schwerer Walzen-quetschverletzung mit erheblichem Weichteilverlust im Bereich des Unterarmes: Lappenplastik, Spalthauttransplantation und Nerven-transplantation. Arthrodese im Bereich des Daumengrundgelenks. Arteriographie des rechten Unterarmes und der rechten Hand vor erneuter Spalthautdeckung vom rechten Oberschenkel.

Das Arteriogramm zeigt den kompletten Verschluß der A. ulnaris im mittleren (↑) und der A. radialis im proximalen Verlauf (↑). Kompensa-torisch kräftig ausgebildete A. interossea mit kräftigen Kollateralen zum radialen und ulnaren Versorgungsbereich. Gute Darstellung des tiefen Hohlhandbogens. Die Kollateralisation bewirkt eine ausrei-chende Versorgung der Mittelhand- und Digitalarterien.

Abb. 6.**16a−b** 44jähriger Patient. Zustand nach schwerer Walzen-quetschverletzung mit thermischem Trauma des rechten Unterarmes und der rechten Hand, nach Amputation DI, DIV und DV und Dek-kung der Weichteildefekte durch Leistenlappen. Arteriographie des rechten Unterarmes und der rechten Hand vor Zehentransfer.

Verschluß der A. ulnaris im distalen Verlauf. Der ulnare Versorgungs-bereich wird durch Kollateralen der A. interossea teilversorgt. Ver-schluß der A. radialis. Fehlende Darstellung der Hohlhandbögen. Verschluß der Aa. digitales palmares communes subkapital im Bereich MCII−MCV. Fehlende Darstellung der A. princeps pollicis.

Abb. 6.**17a−b** 24jähriger Patient. Zustand nach Walzenquetsch-trauma der rechten Hand mit Amputation des 2. und 3. Strahls. Weichteildeckung durch Bauchlappen. Bei fehlender Sensibilität des Daumens Pulpalappen geplant. Bei atypischer Gefäßversorgung Therapieänderung mit freiem Radialislappen vorgesehen. Arteriogra-phie der rechten Hand vor operativer Therapie.

a Frühe arterielle Phase. Hypoplasie der A. ulnaris. Engstellung und Schlängelung der Aa. digitales palmares communes. Gefäßfrag-mente DIV−DV. Fadenförmig geschlängelte Gefäße und eine verzö-gerte akrale Füllung.

b Späte arterielle Phase. Generalisierte Gefäßveränderung mit Eng-stellung, Schlängelung und Verschlüssen im Bereich der Aa. digita-les palmares communes III−V. Kollaterale Versorgung mit engge-stellten und geschlängelten Gefäßfragmenten im Bereich des 4. und 5. Strahls bei stark verzögerter akraler Füllung.

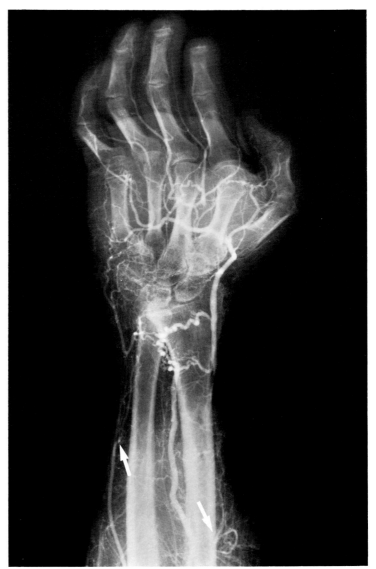

6.**15**

6.**17a**

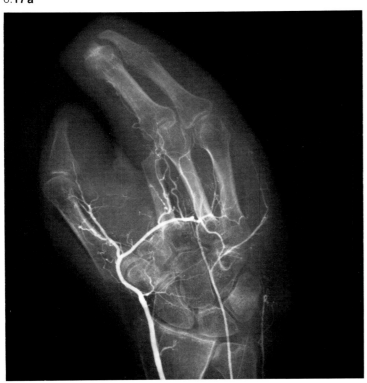

6.**17b**

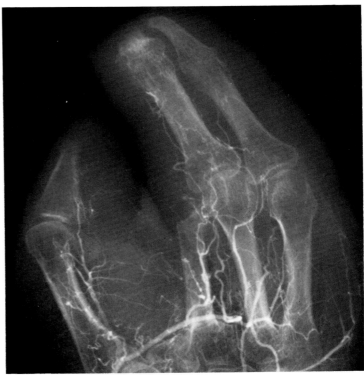

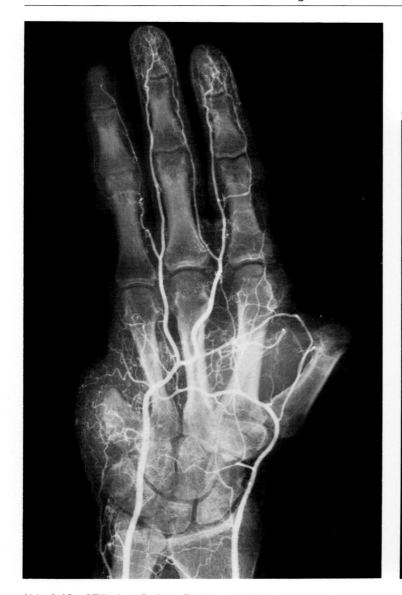

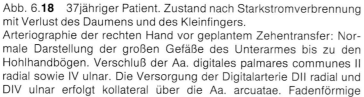

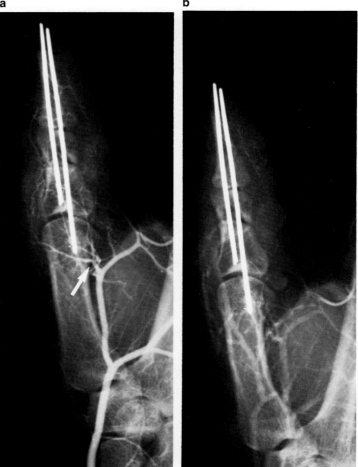

Abb. 6.**18**   37jähriger Patient. Zustand nach Starkstromverbrennung mit Verlust des Daumens und des Kleinfingers.
Arteriographie der rechten Hand vor geplantem Zehentransfer: Normale Darstellung der großen Gefäße des Unterarmes bis zu den Hohlhandbögen. Verschluß der Aa. digitales palmares communes II radial sowie IV ulnar. Die Versorgung der Digitalarterie DII radial und DIV ulnar erfolgt kollateral über die Aa. arcuatae. Fadenförmige Engstellung und Schlängelung DIV.

Abb. 6.**19a−b**   20jähriger Patient. Beruf Schlachter. Beim Zerlegen einer Schulter den linken Daumen amputiert. Replantation.
Arterielle und venöse Phase des Arteriogramms. Verschluß der A. princeps pollicis in Höhe des Grundgelenkes (**a**, ↑). Ausgeprägtes kollaterales Gefäßnetz mit guter Versorgung der Weichteile bis zur akralen Zone. Guter venöser Rückfluß (**b**).

a   b

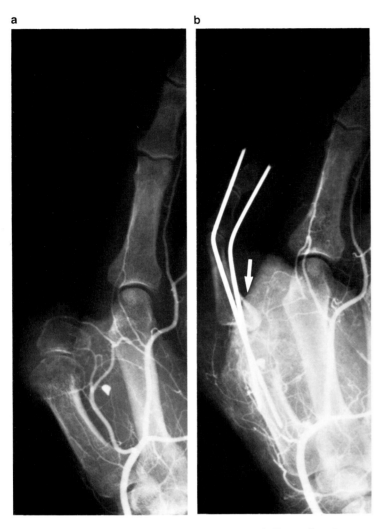

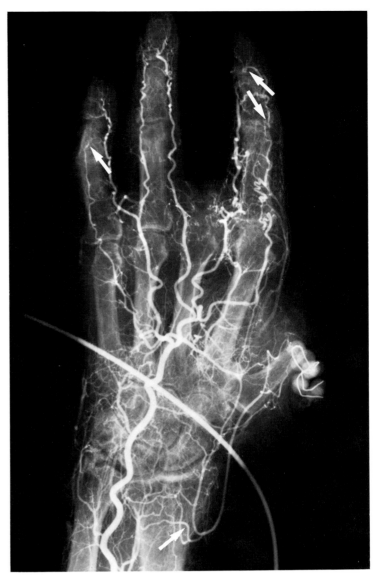

Abb. 6.20a—b 41jähriger Patient. Zustand nach Quetschverletzung des Daumens der linken Hand mit nachfolgender Amputation.

a Arteriographie der linken Hand vor geplantem Zehentransfer (September 1981). Kräftige Füllung der A. princeps pollicis mit Versorgung des Amputationsstumpfes.

b Arteriographie der linken Hand (Mai 1982) nach Zehentransfer. Partielle Nekrose in der postoperativen Phase und Amputation der transplantierten Zehe. Das Arteriogramm zeigt den Verschluß der A. princeps pollicis an der Basis mit recht ausgeprägten kollateralen Gefäßen im Weichteilbereich MCI bei einer vollständig fehlenden Gefäßversorgung im Bereich des Transplantates (↑).

Abb. 6.21 59jähriger Patient. Zustand nach Quetschverletzung und Amputation des linken Daumens im Grundglied. Arteriographie der linken Hand vor geplantem Zehentransfer. (Zehentransfer vom Patienten abgelehnt.)
Zustand nach Amputation DIII im Grundglied. Arteriographie der linken Hand: Radialisumkehrlappen (↑). Osteomyelitis im Bereich der Amputationsstelle DI. Verschluß der A. ulnaris. Kompensatorische Hypertrophie der A. interossea mit entsprechendem Versorgungstyp der Phalangen DII—DV. Vermehrte Schlängelung und dezente segmentale Wandunregelmäßigkeiten DII—DV als Ausdruck degenerativer Gefäßveränderungen. Stenose im Bereich der Digitalarterie DII radial im mittleren Verlauf (↑) und ulnar im distalen Verlauf (↑). Verschluß der Digitalarterie DV ulnar im distalen Verlauf (↑).

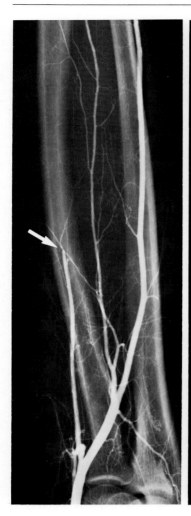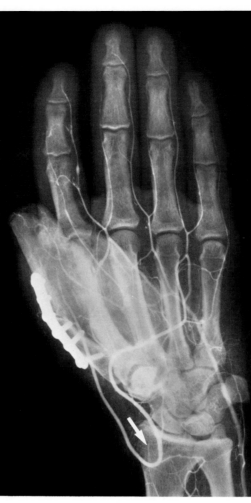

Abb. 6.**22a**−**b**   19jähriger Patient. Zustand nach Fräsenverletzung mit Amputation des Daumens und großem Weichteildefekt. Daumenrekonstruktion mit einem kortikospongiösen Span und plattenosteosynthetischer Fixation. Deckung des großen Weichteildefekts mit Radialisumkehrlappen.

a Arteriographie des linken Unterarmes. Verschluß der A. radialis im proximalen Drittel (↑) nach Radialisumkehrlappen. Kompensatorisch kräftige Füllung der A. ulnaris. Normale Darstellung der A. interossea.

b Zustand nach Radialisumkehrlappen (↑). Retrograde Auffüllung des tiefen Hohlhandbogens und der radialen Gefäßkomponente mit guter Vaskularisation des gedeckten Weichteildefekts über zusätzliche Äste des oberflächlichen Hohlhandbogens.

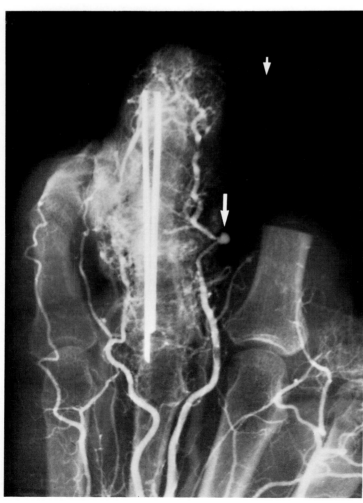

Abb. 6.**23**   47jähriger Patient. Zustand nach Amputation DII−DIV durch Trauma. Replantation von DIV. Postoperativ ausgeprägte Blutung bei klinisch guter Perfusion des Replantates. Kleines Aneurysma im Bereich der radialen Anastomose (↑).

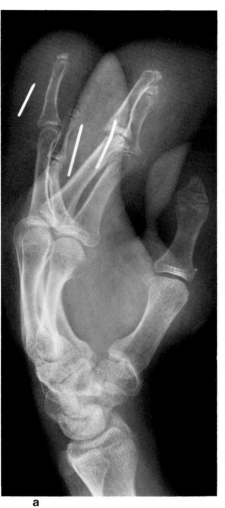

a

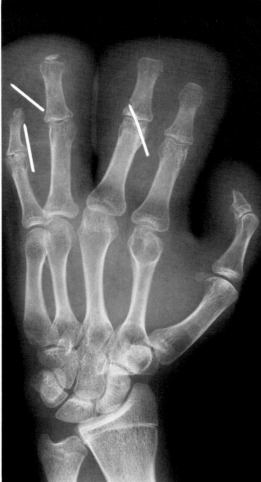

a

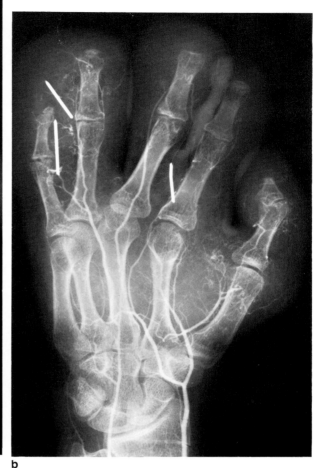

b

Abb. 6.**24a–b** 17jähriger Patient. Zustand nach schwerer Quetschverletzung der rechten Hand mit Verlust des Weichteilmantels.

a Skelettaufnahmen der linken Hand. Zustand nach Bauchhautlappenplastik („randomized flap" und neurovaskulär gestielter Weichteillappen). Amputation der Endglieder DII–DV mit Teilamputation DI.

b Arteriographie der linken Hand zur Kontrolle der Vaskularisation des Weichteillappens. Gute Vaskularisation des Lappens im Bereich DI–DV. Engstellung, segmentale Stenosen und Verschlüsse der Digitalarterien. Kollateralisation.

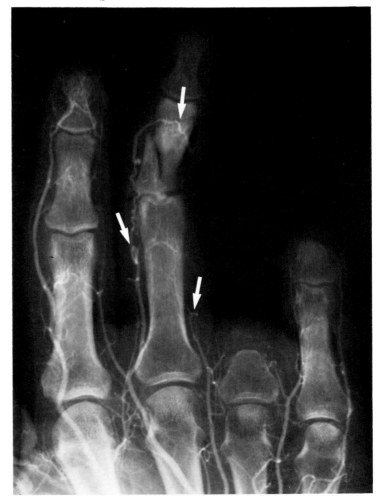

Abb. 6.**25** 32jähriger Patient. Zustand nach Trümmeramputationsverletzung der linken Hand.
Arteriographie vor Haut-, Nerven- und Zehentransfer. Ausschnitt DII–DV. Mittlere und späte arterielle Phase. Verschluß der Digitalarterie DIII (↑) mit partieller kollateraler Versorgung über Aa. arcuatae (↑). Zustand nach Amputation DIV und DV.

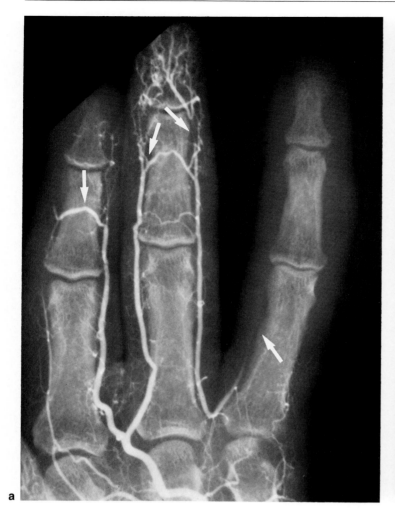

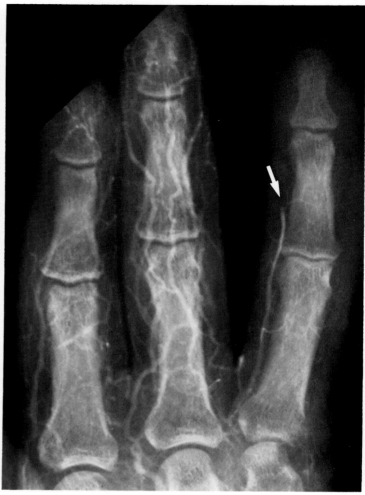

Abb. 6.**26a–b**   46jähriger Patient. Zustand nach Quetschverletzung
der rechten Hand mit Verlust des 5. Strahls und Spalthautdeckung.
Störung der Wundheilung des rechten Unterarmes nach Spalthauttransplantation. Breite Narbenplatte im Bereich der Mittelhand,
beuge- und streckseitig mit starker Funktionseinschränkung des 3.
und 4. Fingers.
Arteriographie der rechten Hand vor Exzision der Narbenplatte und
Defektdeckung (Ausschnitte).

a Mittlere arterielle Phase. Verschluß der Digitalarterie DIV mit
beginnendem Stealphänomen über DIII (↑). Verschluß der Digitalarterie DII radial im proximalen Verlauf sowie radial und ulnar im
distalen Verlauf mit Stumpfkollateralen. Retrograde Auffüllung der
Radialseite über die A. arcuata (↑). Verzögerte akrale Füllung DII.
Verschluß der Digitalarterie DIII im distalen Verlauf mit kräftiger
Stumpfkollateralisation und guter akraler Füllung (↑).

b Venöse Phase. Nur teilweise retrograde Auffüllung der Digitalarterie DIV radial (Stealphänomen, ↑). Venöse Füllung im Bereich DII
und DIII bei entsprechender Verschlußsymptomatik.

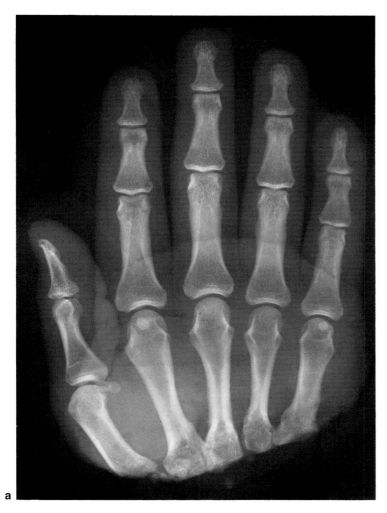

a

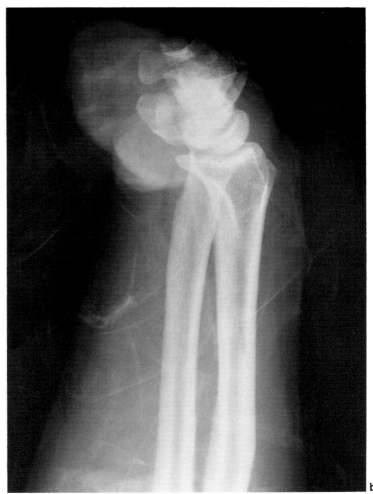

b

Abb. 6.**27a–c** 37jähriger Patient. Zustand nach Amputation durch Trauma der rechten Hand im Karpometakarpalgelenk (**a, b**). Sofortige Replantation mit Versorgung des Amputates mit fünf Kirschner-Drähten. Revaskularisation über die A. ulnaris und Anastomose mit vier Venen. Die Arteriographie der rechten Hand nach 4 Tagen ergab keine arterielle Versorgung der replantierten Hand. Die sofortige Operation zur Verbesserung der Durchblutungsverhältnisse blieb ohne Erfolg. Zunehmende Nekrose der Hand mit nachfolgender Amputation. **c** Späte arterielle Phase. Keine Füllung im Bereich der Hohlhandbögen. Keine Darstellung der Gefäße im Bereich der replantierten Hand. Dezente Hinweise auf thrombotische Wandauflagerungen im Verschlußbereich der A. ulnaris (↑) im Übergangsbereich zum Hohlhandbogen.

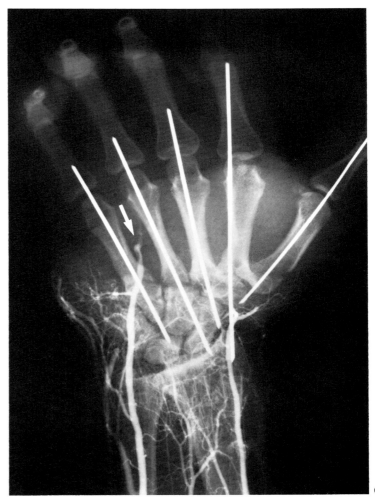

c

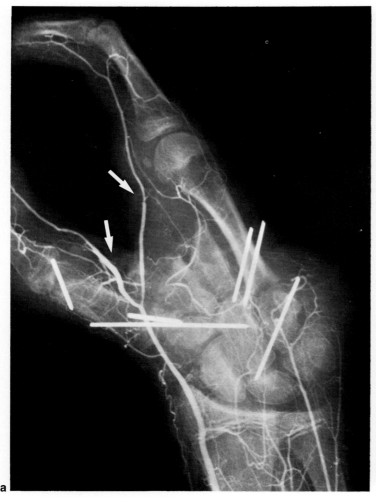

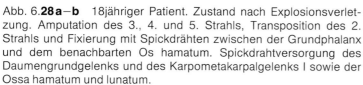

a

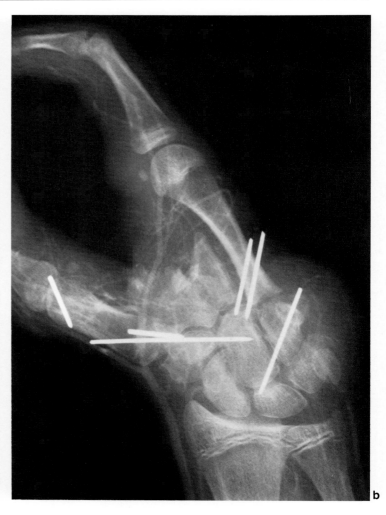

b

Abb. 6.**28a—b**   18jähriger Patient. Zustand nach Explosionsverletzung. Amputation des 3., 4. und 5. Strahls, Transposition des 2. Strahls und Fixierung mit Spickdrähten zwischen der Grundphalanx und dem benachbarten Os hamatum. Spickdrahtversorgung des Daumengrundgelenks und des Karpometakarpalgelenks I sowie der Ossa hamatum und lunatum.

a Arterielle Phase nach Operation und Veneninterponat. Versorgung des 1. und transponierten 4. Strahls über die A. radialis. Gute

Vaskularisation nach plastischer Gefäßversorgung (↑). Sehr gute Vaskularisation des 1. und 4. Strahls an der radialen Seite mit Kollateralisation des 4. Strahls über die A. arcuata. Kompensatorische Weichteilversorgung über Äste der A. interossea zur Mittelhand sowie zur Basis des 4. Strahls mit guter Kollateralisation zur radialen Digitalarterie.

b Venöse Phase. Guter venöser Rückfluß im Bereich des 1. und des transponierten 4. Strahls.

Literatur

Berk, M. E.: Arteriography in peripherar trauma. Clin. Radiol. 14 (1963) 235

Drogitschina, E. A., N. B. Metlina: On the classification for the vibration disease. Gig. Tr. prof. Zabol. 11 (1967) 27

Gonn, J., J. J. Bergan, J. L. Bell: Hypothenar hammer syndrome: Posttraumatic digital ischemia. Surgery 68 (1970) 1122—1128

Grounds, M. D.: Raynaud's syndrome in users of chain saws. Med. J. Aust. 1 (1964) 270

Hendrickx, Ph., Th. Stegmann, H. J. Oestmann, E. Schindler, H. Becker, G. Luska: Traumatische Gefäßläsion. Radiologische Diagnostik – therapeutische Konsequenzen. Radiologe 25 (1985) 251

Juntunen, J., E. Martikainen, A. M. Seppäläinen, A. Laine: Peripheral neuropathy and vibrations syndrome. Int. Arch. occup. environ. Hlth 52 (1983) 7

Leyhe, A.: The radiomorphology of vibration syndrome. VIIIth Ward Congress of the International Union of Angiology, Rochester/USA 1983

Leyhe, A.: Das sekundäre Raynaud-Syndrom beim Vibrationssyndrom. Dtsch. med. Wschr. 111 (1986) 871—876

Mantero, R., C. Grandis, E. Auxilia: Arteriographic findings in congenital malformations of the hand. Handchirurgie 15 (1983) 71—76

Marshall, T. R., D. Neustadt, W. F. Chumley, M. L. Kasdan: Handarteriographie. Radiology 86 (1966) 299

Matoba, T., H. Kusumoto, M. Takamatsu: A new criterion of the severity of the vibration disease. Jap. J. industr. Hlth 17 (1975) 211

Matoba, T., H. Kusumoto, Y. Mizuki: Clinical features and laboratory findings of vibrations disease. Tohoku J. exp. Med. 123 (1977) 57

Pouliadis, G. P., A. Bollinger, U. Brunner: Das arteriographische Bild des Hypothenar-Hammer-Syndroms. Fortschr. Röntgenstr. 127 (1977) 345—349

Rahmel, R.: Arteriographische Untersuchungen nach schweren Handverletzungen. Langenbecks Arch. Chir. 327 (1970) 157—162

von Rosen, S.: Ein Fall von Thrombose in der A. ulnaris nach Einwirkung von stumpfer Gewalt. Acta chir. scand. 73 (1934) 500

Scola, E., M. Holch: Makroskopisches und mikroskopisches Aussehen von Arterienstümpfen bei Gliedmaßabriß. Unfallchirurgie 93 (1990) 11—14

Taylor, W., P. L. Pelmeast: Vibration White Finger in Industry. Academic Press, London 1975

Theriault, G., L. de Guire, S. Gingras, G. La Roche: Raynaud's phenomenon in forestry workers in Quebec. Canad. med. Ass. J. 76 (1982) 1404

US Department of Health and Human Services: Vibrations syndrome. Curr. intell. Bull. 38 (1983) 1

7 Infektionen

Von den Ärzten in der Antike wurden bereits die vier Kardinalsymptome Rubor, Kalor, Tumor und Dolor beschrieben. Diese Definition wurde von Galen durch den Begriff der Functio laesa ergänzt.

Die Entzündung verläuft in drei Stadien: Die Störung der Zirkulation mit Exsudation führt über eine aktive Hyperämie und schließlich zur Stromverlangsamung. Über die vermehrte Gefäßdurchlässigkeit und verminderte Gewebespannung entsteht das klinische Bild des entzündlichen Infiltrats mit umgebendem Ödem (Sneddon 1974, Schink 1971).

Das sog. Konfluenzstadium führt zur entzündlichen Zirkulations- und Ernährungsstörung mit Degeneration und Einschmelzung, wobei neben einer Weichteil- auch eine Knochenbeteiligung vorliegen kann. Im Regenerationsstadium der Entzündung kommt es über die Wucherung von Bindegewebszellen zur Ausbildung von Granulations- und Narbengewebe (Popkirov 1971) (Abb. 7.1–7.3).

Im akuten Stadium findet man meist ein normales Gefäßbild bis zu einer leichten Hypervaskularisation. Im Regenerationsstadium sind Weichteil- und knöcherne Defekte die Folgeerscheinungen der Entzündung (Sneddon 1974). In diesem Stadium lassen sich vaskuläre Veränderungen, die von Konturunregelmäßigkeiten bis zu Verschlüssen der Segment- und Subsegmentarterien reichen, im Angiogramm nachweisen. In vielen Fällen findet man eine geringe Hypervaskularisation. Da sich die Gefäßmorphologie meist auf die Region der abgelaufenen Entzündung beschränkt, sind differentialdiagnostische Schwierigkeiten in der Abgrenzung zu anderen Krankheitsbildern selten (Abb. 7.4).

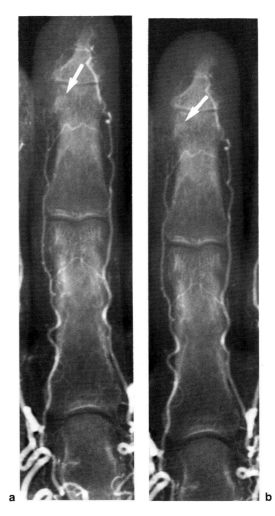

a   b

Abb. 7.**1a–b** 70jähriger Patient. Zustand nach Osteomyelitis mit Beteiligung des Endgliedes bzw. des Processus unguicularis. Ausschnitte DIII.

a Frühe arterielle Phase. Verschluß der Digitalarterie DIII radial im distalen Verlauf. Versorgung der Peripherie radial über ein System von feineren Kollateralen (↑) mit teilweiser retrograder Auffüllung über die kontralaterale Digitalarterie. Unzureichende akrale Gefäßdarstellung.

b Späte arterielle Phase. Keine Änderung der Gefäßsituation im Bereich des Endgliedes DIII. Bei Verschluß der Digitalarterie im distalen Verlauf zunehmende Vaskularisation im Weichteilbereich, vorwiegend radial und im Bereich des Processus unguicularis. Die Kollateralisation erfolgt über die A. arcuata bzw. als Stumpfkollaterale und über die kontralaterale Digitalarterie DIII.

Literatur

Böhler, J.: Zur Diagnose und Therapie von Weichteilinfektionen an der Hand. Mschr. Unfallheilk., Suppl. 107 (1971) 221

Brug, E.: Die pyogenen Infektionen der Hand und ihre Behandlung. Straube, Erlangen 1977

Buck-Gramcko, D.: Das Panaritium. Dtsch. Ärztebl. 40 (1973) 2580

Geldmacher, J.: Die Eiterungen an Hand und Fingern. Langenbecks Arch. klin. Chir. 334 (1973) 49

Geldmacher, J., M. Flügel, Ch. Betz: Die primärpyogenen Infektionen der Hand und ihre Behandlung. Handchirurgie 17, Suppl. (1985) 32–36

Hueter, C.: Über das Panaritium, seine Folgen und seine Behandlung. Volkmanns Sammlung Klin. Vorträge 9. Chir. 4 (1969)

Kühn, H.-G.: Infektiöse Komplikationen bei Handverletzungen. Chir. plast. reconstr. 6 (1969) 54

Millesi, H.: Rekonstruktive Eingriffe nach Eiterungen im Bereich der Hand. Chir. plast. reconstr. 4 (1967) 61

Mössner, G., K. Thommsen, K. Wurm: Infektionskrankheiten. In Kühn, A.: Innere Medizin. Springer, Berlin 1971

Popkirov, St.: Zur Diagnose und Therapie von Knocheninfektionen an der Hand. Mschr. Unfallheilk., Suppl. 107 (1971) 225

Samman, P. D.: Nagelerkrankungen. Springer, Berlin 1968

Schink, W.: Pyogene Infektionen der Hand. Chirurg 42 (1971) 356

Sneddon, J.: Infektionen der Hand. Schattauer, Stuttgart 1974

Titze, A., E. Herzberg: Die eitrigen Entzündungen an Finger und Hand. Chir. Prax. 15 (1971) 403

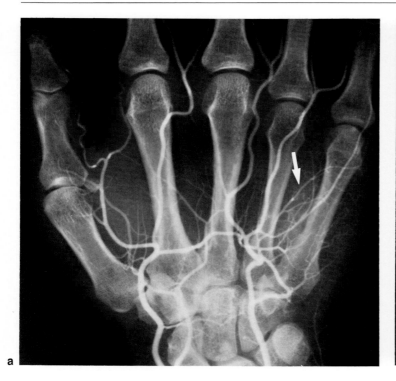

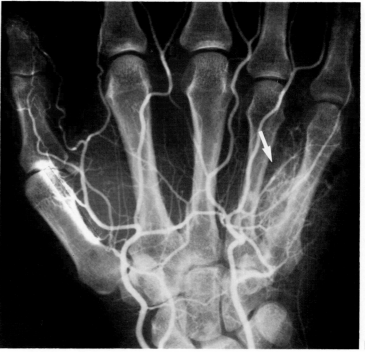

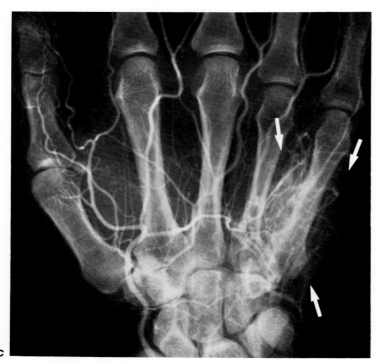

Abb. 7.**2a−c**   34jährige Patientin mit einem fremdkörperinduzierten entzündlichen Prozeß im Bereich der linken Hohlhand in Höhe MCIV/V. Arteriographie der linken Hand.

a Frühe arterielle Phase. Deutlich betonte Vaskularisation im Bereich der Mittelhand in Höhe MCIV/V (↑). Die Versorgung des Weichteilprozesses erfolgt über die A. ulnaris und über Äste des Hohlhandbogens. Dezente zunehmende Parenchymanfärbung.

b Mittlere arterielle Phase. Zunehmende Vaskularisation im Bereich des entzündlichen Tumors zwischen MCIV und MCV mit zunehmender Weichteilanfärbung (↑).

c Späte arterielle und beginnende venöse Phase. Fortschreitende Hypervaskularisation im Tumorbereich zwischen MC IV und MCV mit zunehmender Weichteilkontrastierung (↑).

Beurteilung: Hypervaskularisierter fremdkörperinduzierter entzündlicher Tumor im Bereich MCIV/V der linken Hand.
Operationsbericht: Seit mehreren Monaten Fremdkörper im Bereich des 4. und 5. Strahls der Mittelhand, der sich von volar nach dorsal und umgekehrt verschieben läßt mit erheblichen Beschwerden. Operative Revision des zystenähnlichen Tumors mit Entleerung klarer bis getrübter Flüssigkeit. Entfernung eines 3 cm langen Holzstiftes.

Abb. 7.**3a−b**   17jähriger Patient. Zustand nach Autounfall mit ▶ schwerer Handverletzung rechts. Seitenbandplastik im Metakarpophalangealgelenk II. Weichteildeckung mit frei transplantiertem Dorsalis-pedis-Lappen. Mit der Knochen- und Weichteilverletzung einhergehende Verletzung des N. medianus und des N. ulnaris sowie entzündliche Reaktion. Arteriographie der rechten Hand.

a Frühe arterielle Phase. Deformierende und sklerosierende Skelettveränderungen im Bereich des MCIII und der Grundphalanx DIII mit Zerstörung der Gelenkfläche des Grundgelenks. Fehlstellung im Grundgelenk DII mit deformierenden Veränderungen im Bereich der Gelenkflächen. Verschluß der A. ulnaris. Radialer Versorgungstyp. Verschluß der A. digitalis communis III mit geschlängelter kollateraler Versorgung der ulnaren Seite (↑).

b Späte arterielle und venöse Phase. Unveränderte Gefäßsituation im Bereich DII und DIII mit verbesserter Füllung der gestreckt verlaufenden zarten Digitalarterien. Keine pathologische Gefäßzeichnung.

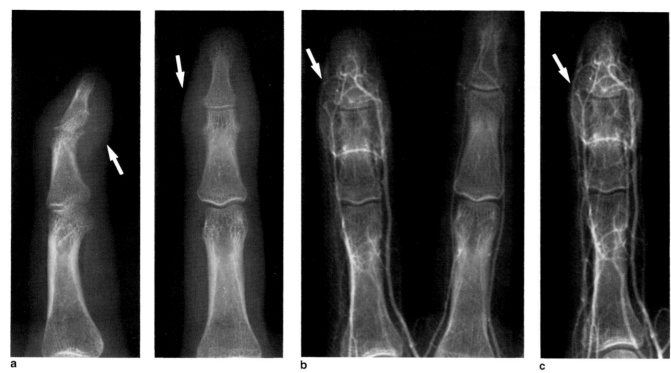

a   b   c

Abb. 7.**4a−c** 25jährige Patientin. Zustand nach chronischer Entzündung im Bereich des Endgelenks DII links. Gelenkrevision: Abtragung der Exostosen DII subkapital. Operation und Histologie: Entzündliche Verdickung der Synovia des Endgelenks und der Kapselstrukturen.

a Skelettaufnahmen DII. Weichteilschwellung im Bereich des Endgliedes DII mit spikulaähnlichen Ausziehungen der Kompakta an der volaren Begrenzung an der Basis und subkapital (↑). Erhaltene Kompakta- und Spongiosastruktur der benachbarten Skelettabschnitte. Arteriographie der linken Hand zum Ausschluß tumoröser, mitosenreicher Veränderungen.

b Mittlere arterielle Phase und beginnender venöser Rückfluß (Ausschnitt). Normale Darstellung der Digitalarterien mit zeitgerechter akraler Phase. Hypervaskularisation (↑) im Bereich des Endgelenks und in der Umgebung der Weichteilschwellung. Die Konturen der großen Digitalarterien sind regelrecht gestaltet.

c Späte arterielle und venöse Phase. Unverändert normale Darstellung der Digitalarterien in allen Abschnitten. Hypervaskularisation im Endgelenk (↑) im Gebiet der Weichteilschwellung. Verstärkter und vorzeitiger venöser Rückfluß im Sinne einer chronischen Entzündung.

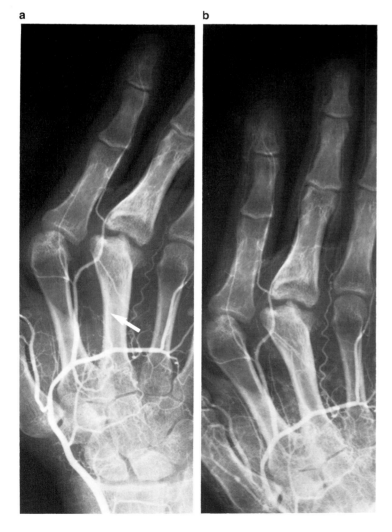

a   b

8 Tumoren

Nach ihrem Ursprung unterscheidet man
- Tumoren der Haut,
- Tumoren des Weichteilgewebes,
- Knochentumoren.

Im Hinblick auf eine Differenzierung und Einordnung nach dem Gefäßbild soll im folgenden nur auf die wichtigsten benignen und malignen Prozesse eingegangen werden, die von den Weichteilen oder vom Knochen ausgehen (Tab. 8.**1**).

Unter den Tumoren, die an der Hand vorkommen, gibt es eine ganze Reihe, die auch an den übrigen Körperabschnitten auftreten können. Ihre diagnostische Einordnung ist abhängig von ihrer Lokalisation, ihrem Ursprung, ihrer Größenausdehnung sowie ihrem histologischen Aufbau. Nach diesen Kriterien richtet sich auch das therapeutische Vorgehen, das in den meisten Fällen eine operative Therapie ist.

Im folgenden soll am Beispiel einzelner Tumorformen der Hand gezeigt werden, ob eine Gefäßdarstellung in bezug auf die diagnostische bzw. differentialdiagnostische Einordnung sinnvoll und aussagefähig ist, zumal die Literatur zur Arteriographie eher spärlich ist.

Lipome und Weichteiltumoren

Lipome sind sehr einfache Tumoren mesenchymalen Ursprungs. Die Ätiologie ist im allgemeinen unbekannt. Sie gehen vom Fettgewebe aus und können am ganzen Körper auftreten. An den Extremitäten finden sie sich selten. Nach Angaben in der Literatur kommen sie an der Hand mit einer großen Schwankungsbreite zwischen 0,6 und 26% vor (Tab. 8.**2**). Carrol u. Doyle (1967) fanden Lipome dreimal häufiger bei Frauen. Sie sind meist asymptomatisch (80−90%), können aber in Abhängigkeit von ihrer Lokalisation durch eine mechanische Belastung zu einer Funktionsbeeinträchtigung führen. Druck- und Verdrängungserscheinungen auf das Nachbargewebe stehen im Vordergrund. Größere Ausdehnungen eines Tumors führen zu einer zunehmenden Funktionsbeeinträchtigung. Booher (1965) konnte 46 Fälle mit Ursprung außerhalb der Sehnenscheide auf der Palmarseite und in 32 Fällen mit Ausgang von der Sehnenscheide nachweisen. Besonders bei diesen endovaginalen Lipomen ist die radikale Entfernung zur Rezidivvermeidung notwendig. Intraneurale Lipome des N. medianus sind eine Besonderheit.

Friedländer u. Mitarb. (1969) fanden in der Literatur 11 Fälle neben 2 eigenen Beobachtungen. Wenn neurologische Symptome vorliegen, dann meist unter dem Bild eines Karpaltunnelsyndroms. Die *Diagnose* ist im allgemeinen mit einem chirurgischen Eingriff und der Histologie zu stellen. In seltenen Fällen findet man in der Nachbarschaft des Lipoms eine Knochenarrosion. Stein (1959) beschrieb eine totale Destruktion einer Phalanx.

Tabelle 8.**1**   Die wichtigsten gut- und bösartigen Tumoren der Hand

Tumoren der Weichteile

- Synovialzyste
- muköse Zyste
- Riesenzelltumor
- Synovialsarkom
- epithelioides Sarkom
- Lipom
- Liposarkom
- Myxom
- Fibrom und Fibromatose
  Fibrom, Histiozytenfibrom und Histiozytom
  Fibromatose
  pseudosarkomatöse Fibromatose
- Fibrosarkom
- fibröses Histiozytensarkom
- Chondrom, Chondrosarkom
- Leiomyom
- Rhabdomyosarkom

Nerventumoren

- Schwannom
- Neurofibrom
- Fibrolipom
- Glomustumor
- vaskulärer Tumor
- Angiodysplasie

Knochentumoren

- Chondrom
  solitäres Enchondrom
  multiple Enchondrome
  multiple Enchondromatose
- Chondroblastom
- Osteochondrom (solitäre osteogenetische Exostose)
  subunguale Exostose
  multiple Exostose
- chondromyxoides Fibrom
- osteoides Osteom
- benignes Osteoblastom
- fibröse Dysplasie
  monostotische Form
  polyostotische Form
- Riesenzelltumor
- solitäre Knochenzyste
- aneurysmatische Knochenzyste
- maligne Knochentumoren
  osteogenes Sarkom
  maligner kartilaginärer Tumor
  Fibrosarkom
  Ewing-Sarkom
  juxtakortikales Sarkom
  metastatischer Tumor

Literatur	Tumoren der Weichteile der Hand	Lipome	Lipome der oberen Extremität	Lipome der Hand
Stout 1953	1203			28 (2,3%)
Posch 1956	136			5 (4,0%)
Butler u. Mitarb. 1960	437			6 (1,3%)
Haber u. Mitarb. 1965	2321			32 (1,4%)
Phalen u. Mitarb. 1971	500			7 (1,4%)
Geschickter 1934		112		15 (13%)
		390		6 (1,5%)
Barrile 1958	476		55 (11,5%)	3 (0,6%)
			55	3 (5,4%)
Adair u. Mitarb. 1932	352		94 (27%)	2 (0,5%)
White u. Hanna 1962			94	2 (2%)
			51	13 (26%)

Tabelle 8.**2**   Literaturangaben zu Lipomen an oberer Extremität und Hand (nach Glicenstein)

Das *Handarteriogramm* zeigt im Bereich des benignen Tumors kein pathologisches Gefäßmuster. Die benachbarten größeren und kleineren Gefäße in der Umgebung sind entsprechend der Ausdehnung des Tumors lediglich konvexbogig abgedrängt. Dabei bleibt das Gefäßbild harmonisch. Selten kommt es bei größerer Ausdehnung zu einem vollständigen Gefäßverschluß. Die Sicherung der Diagnose und das therapeutische Vorgehen sind eine chirurgische Maßnahme (Phalen u. Mitarb. 1971) (Abb. 8.**1**–8.**6**).

Literatur

Booher, R. J.: Lipoblastic tumors of the hands and feet. Review of the literature and report of 33 cases. J. Bone Jt Surg. 47 (1965) 727–740

Carroll, R. E., J. R. Doyle: Lipoma of the hand. J. Bone Jt Surg. 49 (1967) 581

Friedländer, H. L.: Intraneural lipoma of the median nerve. J. Bone Jt Surg. A 51 (1969) 352

Glicenstein, J., J. Ohana, C. Leclercq: Tumours of the Hand. Springer, Berlin 1988

Phalen, G. S., J. T. Kendrick, J. M. Rodriguez: Lipomas of the upper extremety. Amer. J. Surg. 121 (1971) 298–306

Stein, A. H.: Benign neoplastic and non neoplastic destructive lesions in the long bones of the hand. Surg. Gynecol. Obstet. 109 (1959) 189–197

Wu, K. T., F. R. Jordan, C. Eckert: Lipoma, a cause of paralysis of deep radial nerve. Surgery 75 (1974) 790–795

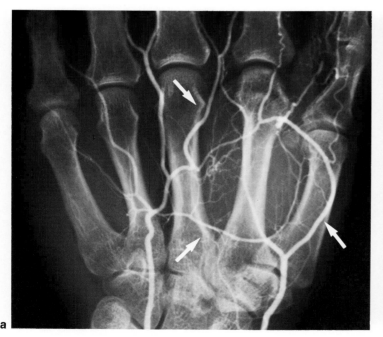
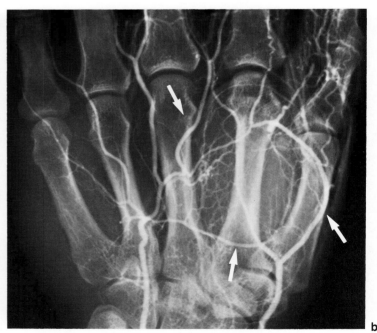

Abb. 8.**1a**–**b**   44jähriger Patient. Weichteilschwellung im Bereich des Thenars der rechten Hand. Histologie: Lipom. Präoperativ Arteriographie der rechten Hand.
Frühe (**a**) und späte (**b**) arterielle Phase. Normale Darstellung der großen Unterarmgefäße bis zu den Hohlhandbögen. Gefäßverdrängender Prozeß im Bereich des Thenars mit konvexbogiger Abdrängung der A. princeps pollicis, der Aa. digitales palmares communis I–III sowie der Hohlhandbögen (↑). Auch die von den Hohlhandbögen abgehenden Gefäße zum Muskel- und Bindegewebe der Hohlhand und des Handrückens werden durch die bestehende Raumforderung verdrängt. Keine Hypervaskularisation oder pathologische Gefäßzeichnung.

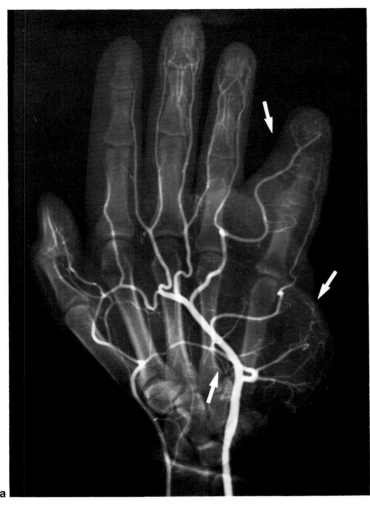

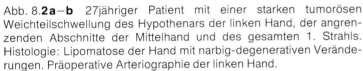

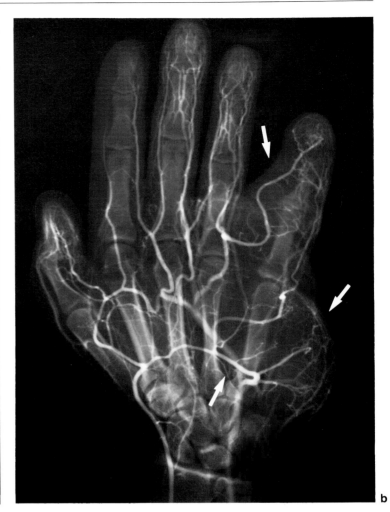

Abb. 8.**2a**–**b** 27jähriger Patient mit einer starken tumorösen Weichteilschwellung des Hypothenars der linken Hand, der angrenzenden Abschnitte der Mittelhand und des gesamten 1. Strahls. Histologie: Lipomatose der Hand mit narbig-degenerativen Veränderungen. Präoperative Arteriographie der linken Hand.

a Frühe arterielle Phase. Ulnarer Versorgungstyp. Hypertrophie der A. ulnaris und des angrenzenden oberflächlichen Hohlhandbogens sowie der Abgänge der Aa. digitales palmares communes, vor allem zwischen MCIII und MCV. Hypoplastische A. radialis. Die Gefäße im Bereich des Weichteiltumors sind geschlängelt und zeigen einen konvexbogigen Verlauf mit Verdrängung, besonders im hypothenaren Bereich und im Bereich DV (↑). Die versorgenden Muskel- und Bindegewebsäste im Hypothenarbereich zeigen neben einem geschlängelten einen gestreckten Verlauf mit leichter, flachbogiger Verdrängung. Keine Hypervaskularisation, keine Gefäßverschlüsse.

b Späte arterielle und beginnende venöse Phase. Unveränderte Verhältnisse im Bereich der großen Gefäße im Gebiet der tumorösen Weichteilveränderungen, des Hypothenars DIV und DV (↑). Verstärkte Gefäßfüllung zum Weichteil- und Bindegewebe im Tumorbereich mit bizarrem Verlauf und Schlängelung. Auch in der späten Phase keine Hypervaskularisation und keine pathologischen Gefäßanteile.

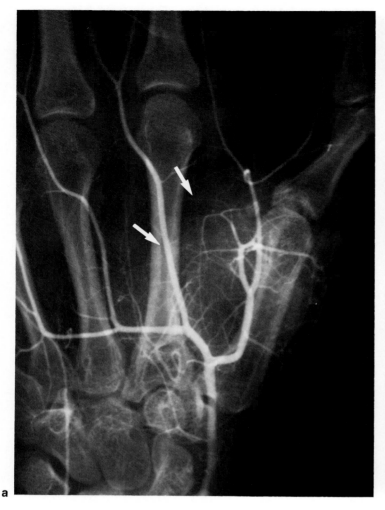
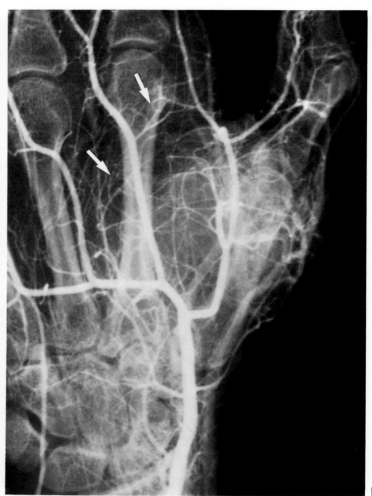

Abb. 8.**3a−b** 16jährige Patientin mit tumoröser Weichteilschwellung im Bereich des Thenars der rechten Hand. Histologie: Vom
Bindegewebe ausgehender Tumor − juvenile aggressive Fibromatose mit Ossifizierungstendenz im Bereich MCI und DI. Tumor mit
hoher Rezidivneigung. Maligne Entartungstendenz zum Fibrosarkom. Präoperativ Arteriographie der rechten Hand.

a Frühe arterielle Phase. Radialer Versorgungstyp. Dezente Hypervaskularisation im Bereich des Thenars mit betonter Gefäßzeichnung
zum Bindegewebe des MCI und der Basis der Grundphalanx DI (↑).
Dezente Ossifikation im Bereich MCI und DI an der Basis radialseitig.

b Späte arterielle und beginnende venöse Phase. Zunehmende
Vaskularisation im Bereich des Thenars (↑) mit Betonung an der
radialen Seite in Höhe MCI. Unverändert normale Darstellung der
großen Gefäßabgänge vom Hohlhandbogen bis zur Aufteilung in die
Digitalarterien DI−DV. Das Gefäßbild spricht für den vom Bindegewebe ausgehenden Tumor mit den Zeichen einer mitosenreichen
Komponente.

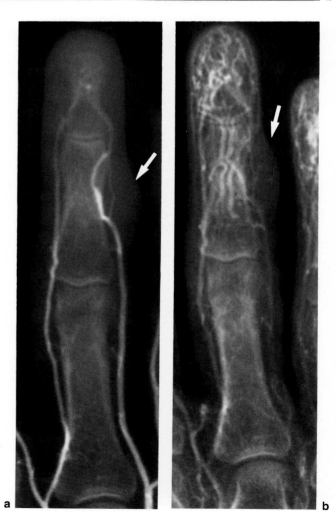

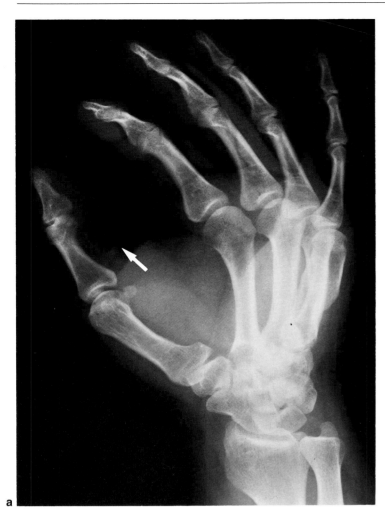

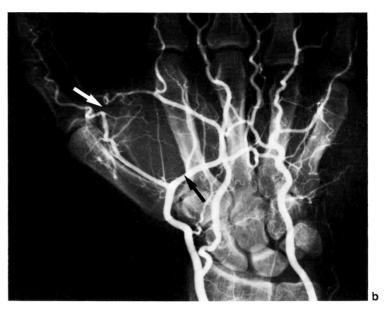

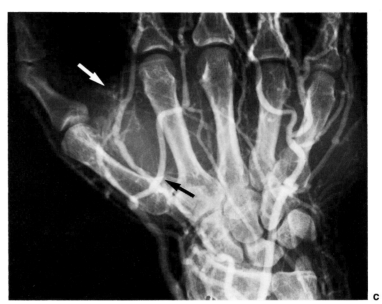

Abb. 8.**5a**—**c** 40jähriger Patient. Zunehmende Weichteilschwellung im Bereich der rechten Mittelhand zwischen MCI und MCII.

a Skelettaufnahme der rechten Hand in Schrägprojektion. Weichteildichte Raumforderung zwischen MCI und MCII. Keine knöcherne Beteiligung (↑).

b Arteriographie der rechten Hand vor operativer und histologischer Klärung der Dignität des tumorösen Prozesses. Spätere arterielle Phase. Nur geringgradige Hypervaskularisation im Tumorbereich. Bei normaler Darstellung der A. princeps pollicis und Aa. digitales palmares communes wird die A. princeps pollicis flachbogig, die Mittelhandarterie im Bereich MCII deutlicher abgedrängt (↑). Bei gering betonter Vaskularisation im Thenarbereich Streckung, Schlängelung und dezente Verdrängung der kleinen Gefäße (↑). Keine pathologische Gefäßzeichnung.

c Venöse Phase. Flachbogige Abdrängung der großen Venen zwischen MCI und MCII sowie des kleineren venösen Konvolutes in Höhe MCI. Geringe restierende arterielle Füllung im Tumorbereich (↑). Keine pathologische Gefäßzeichnung.

Histologie: Fibröses Histiozytom mit zentralen regressiven Veränderungen (sog. Riesenzelltumor der Sehnenscheide). Keine knöcherne Beteiligung.

◀ Abb. 8.**4a**—**b** 51jährige Patientin. Seit 10 Jahren Tumor des Mittelgliedes DIII links unklarer Dignität bekannt. Arteriographie der linken Hand vor histologischer Klärung. Histologie: Arteriovenöse Aneurysma mit älteren Blutungen. Kein Anhalt für Malignität. Arteriographie, Ausschnitte DIII.

a Frühe arterielle Phase. Normale Darstellung der Digitalarterien DIII radial und ulnar mit normaler akraler Füllung. In Höhe des Weichteiltumors (Mittelphalanx DIII ulnar) flachbogige Verdrängung der Digitalarterie (↑). Neben einer kräftigen Kollateralen dezente kollaterale Gefäße in Höhe des Weichteilprozesses.

b Späte arterielle Phase. Zunehmende Vaskularisation im Bereich des Weichteiltumors mit einem System von kleinen arteriellen Gefäßen (↑). Beginnende venöse Gefäßkomponente, vor allem im Tumor- und tumornahen Bereich im Sinne eines a.v. Shunts. Das Angiogramm spricht für ein arteriovenöses Aneurysma im umschriebenen Bereich.

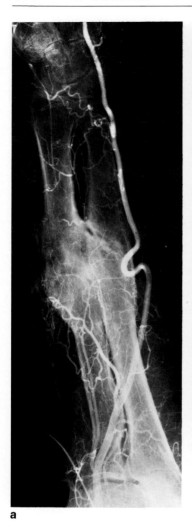
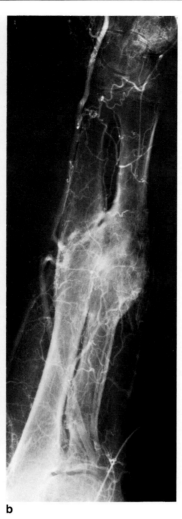

a   b

Abb. 8.**6a−b** 62jähriger Patient. Zustand nach Kriegsverletzung mit Schußbruch des rechten Unterarmes. Grund der stationären Aufnahme: Abklärung eines streckseitigen, etwa handflächengroßen, teils ulzerösen Bezirks in Höhe der Kriegsverletzung. Arteriographie des rechten Unterarmes zur Klärung der Gefäßsituation nach Schußbruchverletzung und jetzt nachweisbarem Weichteilprozeß.

a Arterielle Phase. Verschluß der A. radialis und der A. interossea nach Schußbruch. Kompensatorisch kräftig ausgebildete A. ulnaris mit geschlängeltem Gefäß. Kollaterale Versorgung in Höhe des Schußbruches und des distalen Unterarmes zum radialen Versorgungsbereich und tiefen Hohlhandbogen.

b Späte arterielle und venöse Phase. Unveränderte Gefäßsituation im Bereich des Schußbruches und des distalen Unterarmes. Die frühe und die späte Phase zeigen − abgesehen von einer gering betonten Vaskularisation − im Weichteilbereich in Höhe des Schußbruches keine pathologische Gefäßzeichnung.

Histologie: Instabile Narbe im Bereich des rechten Unterarmes nach Kriegsverletzung mit histologisch gesichertem Keratoakanthom. Keine Malignitätszeichen.

Chondrom

Chondrome sind die häufigsten benignen kartilaginären Tumoren. In ihrer Lokalisation bevorzugen sie nach Angaben in der Literatur (Geschickter u. Copeland 1949, Dahlin 1973, Jaffe 1958, Mirra 1980) die Hand mit einer Häufigkeit von 45−65%. Die in der Regel solitären Tumoren entstehen gewöhnlich in Metaphysennähe, im proximalen Drittel der Phalangen und basisnah im distalen Drittel der

Metakarpalknochen. Osteochondrome können vom Nagelkranz des Endgliedes ausgehen. Man findet sie auch in den Karpalknochen (Meyerding 1927, Heiple 1961).

Kommen sie multipel vor, muß man differentialdiagnostisch an die multiplen heriditären Exostosen denken. Nur 10% der Tumoren werden anläßlich einer Röntgenaufnahme zufällig entdeckt (Carrol 1966). Männer und Frauen sind etwa gleich häufig betroffen.

Die *Diagnose* wird aufgrund der charakteristischen Morphologie im Röntgenbild gestellt. Die langsam wachsenden kartilaginären Tumorformen gehen vom periostalen Bindegewebe aus, arrodieren den Knochen und führen zu einer Sklerose der benachbarten Kortikalis. Differentialdiagnostische Schwierigkeiten gibt es kaum.

Das histologische Bild ist gekennzeichnet durch reguläre kartilaginäre Lobuli, getrennt durch spärlich vaskularisierte fibröse Septen. Chondrome leiten sich vom metaplastisch entstehenden Knorpel im Periost der Epiphysen ab. Enchondrome liegen im Inneren des Knochens und sind nachweislich auf Reste der knorpeligen Epiphysenfuge zurückzuführen (Dahlin 1973). Beide Tumorformen (Osteochondrom, Enchondrom) bestehen aus reifem Hyalinknorpel. Entsprechend ihrer Vielzahl ist die maligne Entartung, die sonst außerordentlich gering ist, möglich.

Röntgenologisch ist das klassische Bild geprägt durch eine runde und zentral gering ausgeprägte osteolytische Zone. Der benachbarte Kortex ist verdünnt, und im Zentrum können manchmal Verkalkungen vorkommen. Nach Takigawa (1971) erfolgt die pathologische Klassifikation in 5 Typen. Differentialdiagnostisch muß die Abgrenzung zur Epidermoidzyste, zum Glomustumor, zum Chondromyxoidfibrom, zum Osteoblastom und besonders zum Chondrosarkom (Abb. 8.7) erfolgen. Das Nativbild ist aufgrund der Lage und der charakteristischen Morphologie typisch.

Im *Handarteriogramm* findet man in Abhängigkeit von der Größe des Tumors und seiner Lage eine Verdrängung der benachbarten kleineren und größeren Gefäße. Eine pathologische Gefäßzeichnung kommt bei der gutartigen Tumorform nicht vor. Bei der malignen Entartung läßt sich dann mehr oder weniger ausgeprägt ein Gefäßbild nachweisen, das durch eine Hypervaskularisation, Gefäßunregelmäßigkeit und Verdrängung gekennzeichnet ist. Dies pathologische Gefäßmuster ist in seiner Ausdehnung abhängig von der Größenausdehnung des Tumors und seinem Malignitätsgrad (Abb. 8.8).

Literatur

Alawne, H. I., A. Giovanini et al.: Enchondroma of the hand. Int. Surg. 62 (1977) 218
Block, R. S., R. I. Burton: Multiple chondrosarcomas in a hand. A case report. J. Hand Surg. 2 (1977) 310
Carrol, R. E.: Tumors of the hand skeleton. In Flynn, J. E.: Handsurgery. Williams & Wilkins, Baltimore 1966
Dahlin, D. C.: Bone Tumors, 2nd ed. Thomas, Springfield/Ill. 1973 (p. 285)
Geschickter, C. F., M. M. Copeland: Tumors of the Bone, 3rd ed. Lippincott, Philadelphia 1949 (p. 810)
Heiple, K. G.: Carpal osteochondroma. J. Bone Jt Surg. 43-A (1961) 861
Jaffe, H. L.: Tumors and Tumorous Conditions of the Bones and Joints. Lea & Febiger, Philadelphia 1958
Von Koppenfels, R.: Semimaligne Tumoren des Skelettsystems. Radiologe 16 (1976) 2
Meyerding, H. W.: Exostosis. Radiology 8 (1927) 282
Mirra, J. M.: Bone Tumors, Intraosseous Cartilage- and Condorid-producing Tumors. Lippincott, Philadelphia 1980 (p. 162)
Mosher, J. F.: Multiple enchondromatosis of the hand. J. Bone Jt Surg. A-58 (1976) 717−719
Takigawa, K.: Chondroma of the bones of the hand. A review of 110 cases. J. Bone Jt Surg. A-53 (1971) 591−1600

Abb. 8.**7a—b**   75jährige Patientin. Weichteiltumor im Bereich der linken Mittelhand in Höhe MCII mit Größenzunahme seit 1 Jahr.

a Skelettaufnahme MCII in Vergrößerungstechnik. Der Mittelhandknochen zeigt eine wabig-sklerosierende Strukturveränderung der Spongiosa mit unscharfer und teilweise nur lamellär erhaltener Kompakta. Der in der Umgebung abgrenzbare Weichteiltumor zeigt schlierige Verkalkungen. Der Prozeß ist im subkapitalen bzw. metaphysären Bereich von MCII am stärksten ausgeprägt.

b Arteriographie der linken Hand vor histologischer Abklärung des tumorösen Prozesses. Späte arterielle und beginnende venöse Phase. Stark hypervaskularisierter tumoröser Prozeß im Bereich MCII links mit pathologischer Gefäßzeichnung und Verdrängung der größeren und kleineren arteriellen Gefäße sowie der dargestellten venösen Komponente. Das Arteriogramm entspricht einem malignen Prozeß im Bereich MCII und der umgebenden Weichteile.

Histologie: Chondrosarkom, Malignitätsgrad II.

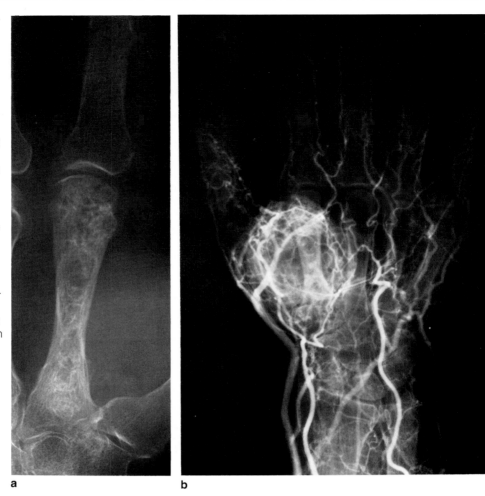

a

b

Abb. 8.**8a—b**   37jährige Patientin. Stationäre Aufnahme zur Abklärung einer knotigen Verdickung im Bereich des Mittelgliedes DV links seit 1½ Jahren. Arteriographie der linken Hand vor histologischer Klärung. Ausschnitte DV links.

a DV links ohne Gefäßfüllung. Zystoide Auftreibung im Bereich der Mittelphalanx DV radial mit sklerosiertem Randsaum und Verkalkungen im Tumorbereich.

b Mittlere bis späte arterielle Phase. Regelrechte Darstellung der Digitalarterien mit gleichmäßiger akraler Phase. In Höhe des Tumors wird die Digitalarterie radialseitig flachbogig abgedrängt (↑) ohne nachweisbare Wandveränderungen. Keine Hypervaskularisation oder pathologische Gefäßzeichnung im Tumorbereich. Kein Hinweis auf Malignität im Arteriogramm.

Histologie: Enchondrom.

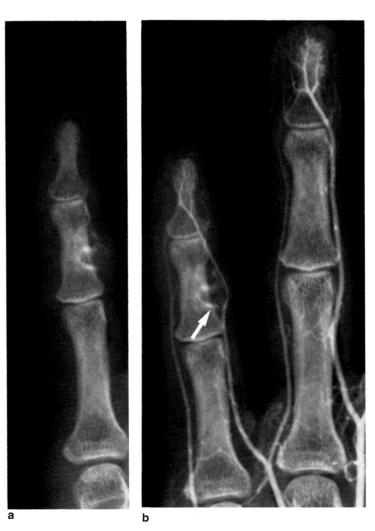

a

b

Riesenzelltumoren

Unter den Tumoren im Bereich der Hand sind die Riesenzelltumoren am häufigsten. Nach Averill u. Mitarb. (1980) betragen sie 2%. Verwirrend sind die zahlreichen Namen der Tumoren mit Riesenzellen (z. B. Fibrous xanthoma of synovium, pigmentierte villonoduläre Synovitis, Synoviome, gutartige Riesenzellsynoviome der Sehnenscheide). Diese verschiedenen Bezeichnungen richten sich nach dem Vorherrschen der Zellart im histologischen Bild. Der Tumor ist gewöhnlich gelblich oder gelbbraun. Histologisch ist er fibrohistiozytärer Herkunft und hat im allgemeinen eine geringe osteogene Beteiligung (Mirra 1980). Der Tumor tritt meist im dritten Dezennium nach dem Epiphysenschluß auf. Zunächst entwickelt er sich in der Epiphyse und breitet sich dann auf dem metaphysären Anteil des Knochens aus, indem er die Kortikalis des betroffenen Knochens auftreibt. Intratumoröse Verkalkungen sind selten. Histologisch findet man rundliche bis spindelige Zellen und zahlreiche Kapillaren. Auffällig sind die zahlreichen Riesenzellen, die dem Tumor den Namen geben. Durch die Vielfalt des histologischen Bildes ist die diagnostische Einordnung problematisch.

Riesenzelltumoren sind sowohl dorsal als auch palmar an der Hand lokalisiert. Mit einer gewissen Regelmäßigkeit sind die Finger betroffen (Jones u. Mitarb. 1969). Sie können aber auch in der Hohlhand vorkommen (Phalen u. Mitarb. 1959). Makroskopisch sind die Geschwülste unregelmäßig und gegen die Unterlage verschieblich. Ihre gelappte Form fühlt sich weich an. Sie liegen entlang der Sehnenscheiden, mit denen sie auch teilweise verbunden sein können. In ihrer Ausdehnung arrodieren sie in wenigen Fällen den Knochen (Phalen u. Mitarb. 1959). Bei ihrem langsamen Wachstum sind die Tumoren gewöhnlich nicht schmerzhaft. Zu einer Beeinträchtigung der Funktion kommt es erst bei einer gewissen Größe.

Röntgenmorphologisch zeigt der Tumor im Übersichtsbild eine Auftreibung und Verdünnung der Kompakta mit einer mehr oder weniger nachweisbaren Strukturauflockerung der Spongiosa im Gebiet der Epiphyse und dem angrenzenden Abschnitt der Metaphyse (McGrath 1972).

Das *Gefäßbild* der Hand zeigt in der Mehrzahl der Fälle eine mehr oder weniger stark ausgeprägte Hypervaskularisation im Bereich der betroffenen knöchernen Abschnitte und des Weichteilprozesses. Lediglich bei den Tumoren im frühen Stadium in der Ausdehnung bis zu 1 cm ist die Hypervaskularisation nicht oder nur sehr dezent ausgebildet. Die Versorgung des tumorösen Bezirkes erfolgt von der benachbarten großen zuführenden Arterie. In der späten arteriellen bis zur venösen Phase kommt es auch im Bereich des Weichteilprozesses zu einer zunehmenden Anfärbung des tumorösen Gewebes mit einer immer noch nachweisbaren pathologischen Gefäßzeichnung (Abb. 8.**9**). Differentialdiagnostisch müssen die Riesenzelltumoren von der aneurysmatischen Knochenzyste abgegrenzt werden.

Die *aneurysmatische Knochenzyste* kommt an der Hand selten vor (Lichtenstein 1957, Mejin u. Forest 1974, Dahlin 1978). Sie entspricht einer tumorähnlichen Knochenläsion, die idiopathisch oder sekundär als besondere lokale Reaktion des Knochens auf dem Boden eines gut- oder bösartigen Knochentumors, selten aber auch posttraumatisch entstehen kann. Bevorzugte Lokalisation ist u. a. die Metaphyse langer Röhrenknochen, selten sind die Diaphysen befallen. Das bevorzugte Alter ihres Auftretens

ist die 2. Lebensdekade. In Abhängigkeit von der Lokalisation und dem Reifegrad der aneurysmatischen Knochenzyste variiert das radiologische Bild. In bezug auf ihre Lokalisation unterscheidet man die zentrale, exzentrische und parossale Lage. Die unterschiedlichen Reifestadien erstrecken sich von der beginnenden Osteolyse über das aktive Wachstum zur Stabilisierung und Heilung (Dabska u. Burczewski 1969, Dahlin u. Mitarb. 1955).

Im Bereich der Hand besteht eine bevorzugte Lokalisation im distalen Abschnitt der Metacarpalia und am proximalen Ende der Phalangen (Carrol 1966). Die radiologische Diagnose ist schwierig. Die Arteriographie wird von manchen Autoren empfohlen (Koskinen u. Mitarb. 1976). Sie fanden eine abnorme Vakularisation an der Peripherie des Tumors mit sinusoiden Gefäßen unterschiedlichen Kalibers, einer Kontrastmittelanfärbung des Tumorgewebes und a. v. Shunts. Dies kann eine wichtige differentialdiagnostische Entscheidung zwischen einer aneurysmatischen Knochenzyste und solitären Zysten sein.

Literatur

Averill, R. M., R. I. Smith, C. I. Campbell: Giant cell tumors of the bones of the hand. J. Hand Surg. 5 (1980) 39

Barbieri, Ch.: Aneurysmal bone cyst of the hand. J. Hand Surg. 9-B (1984) 89

Burkhalter, W., et al.: Aneurysmal bone cysts occurring in the metacarpals. J. Hand Surg. 3 (1978) 579

Carrol, R. E.: Tumors of the hand skeleton. In Flynn, J. E.: Hand Surgery. Williams & Wilkins, Baltimore (1966) (p. 1039)

Chalmers, J.: Aneurysmal bone cysts of the phalanges. Hand 13 (1981) 296–300

Dabska, M., J. Burcazewski: Aneurysmal bone cyst. Pathology, clinical course and radiologie appearances. Cancer 23 (1969) 371–389

Dahlin, D. C.: Bone Tumors, 3rd ed. Thomas, Springfield/Ill. 1978 (p. 370)

Dahlin, D. C., B. E. Besse, D. G. Pugh, R. K. Ghormley: Aneurysmal bone cysts. Radiology 64 (1955) 56–65

D'Alonzo, R. T., J. A. Pitcock, L. W. Millford: Giant cell reaction of bone. J. Bone Jt Surg. 54-A (1972) 1267–1271

Fitzpatrick, D. J., P. G. Bullough: Giant cell tumor of lunate bone. A case report. J. Hand Surg. 2 (1977) 269

Goldenberg, R., C. J. Campbell, K. Bonfiglio: Giant cell tumor of bone. An analysis of 218 cases. J. Bone Jt Surg. 52–A (1970) 619–664

Jones, F. E., E. H. Soule, M. B. Coventry: Fibrous xanthoma of synovium (giant cell tumor of tendon sheath, pigmented nodula synovitis). A study of 118 cases. J. Bone Jt Surg. 51–A (1969) 76

Koskinen, E. V., T. I. Visuri et al.: Aneurysmal bone cyst. Evaluation of resection and of currettage in 20 cases. Clin. Orthop. 118 (1976) 136–146

Lichtenstein, L.: Aneurysmal bone cysts. Observations on fifty cases. J. Bone Jt Surg. 39–A (1957) 873–882

McGrath, P. J.: Giant cell tumor of bone. An analysis of 25 cases. J. Bone Jt Surg. 54–B (1972) 216–229

Mejin, J. F., M. Forest: Kystes aneurysmaux. In Meary, R.: Tumeurs benignes osseuses et dystrophies pseudo-tumorales. Monographies des Annales de Chirurgie. Expansion Scientifique, Paris 1974 (pp. 83–89)

Mirra, J. M.: Bone Tumors. Diagnosis and Treatment. Lippincott, Philadelphia 1980 (p. 629)

Nigst, H.: Hauttumoren der Hand. Handchirurgie 16, Suppl. (1984) 3–5

Phalen, G. S., L. J. McCormack, W. J. Gazale: Giant-cell tumor of tendon sheath (benign synovioma) in the hand. Clin. Orthop. 15 (1959) 140

Sim, F., D. Dahlin, J. Beabout: Multicentric giant cell tumor of bone. J. Bone Jt Surg. 59–A (1977) 1052–1060

Wannske, M., A. Berger: Rezidivierende Riesenzelltumoren am Handgelenk – Alternativen zur Amputation. Handchirurgie 16, Suppl. (1984) 48–50

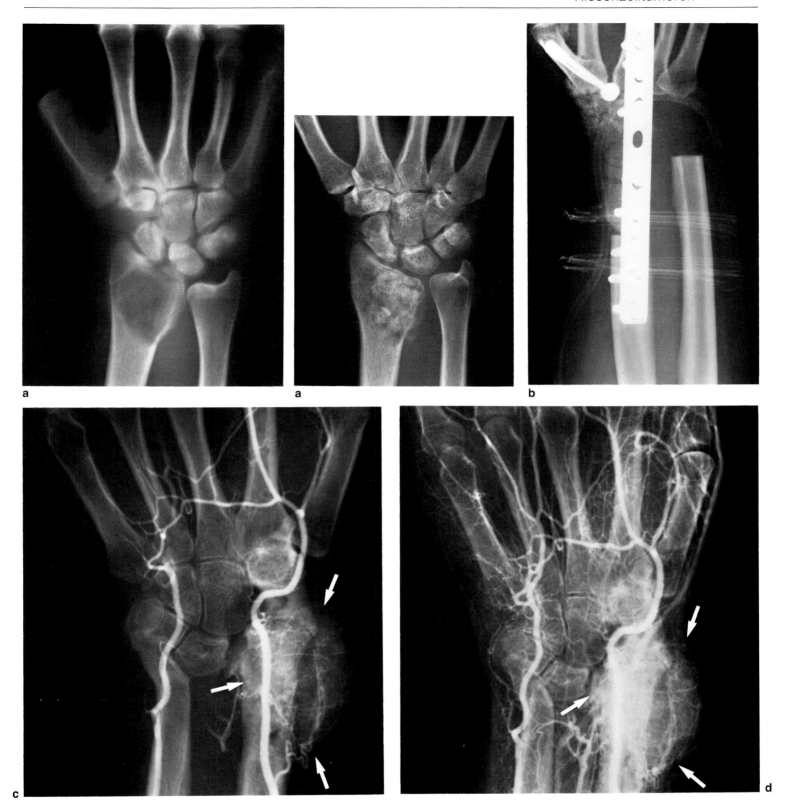

Abb. 8.**9a–d**   44jährige Patientin mit Riesenzelltumor des distalen Radius und der distalen Ulna. Verlaufsbeobachtung über 6 Jahre mit mehrfacher Rezidivierung.

a Skelettaufnahme und Tomogramm des distalen Unterarmes und der Handwurzel. Tumorbefall des distalen Radius. Ausgedehnter destruierender Prozeß mit Gelenkzerstörung, Auftreibung und lamellärer Verdünnung der Kompakta. Anschließende Therapie mit Spongiosaspaneinlagerung (rechts).

b 5 Jahre später. Mehrfache Rezidive im Bereich des distalen Radius und der Ulna. Zustand nach Handwurzelresektion unter Beteiligung des distalen Radius und der Ulna mit Arthrodese zwischen Radius und MCIII.

c Arteriographie der rechten Hand und des rechten Unterarmes nach Tumorrezidiv im Bereich des Radius und Tumorentfernung im

Bereich der Ulna. Zustand nach vorausgegangener Spongiosaeinlagerung, Radius- und Ulnateilresektion, Arthrodese zwischen Radius und MCII. Jetzt Tumorrezidiv.
Frühe arterielle Phase. Normale Darstellung der großen Gefäße. Ausgeprägte Hypervaskularisation im Bereich des distalen Radius (↑) im Gebiet des Weichteiltumors und der knöchernen Veränderungen mit bizarrer Gefäßanordnung, Schlängelung und beginnender lakunärer Gefäßerweiterung als Ausdruck einer pathologischen Gefäßbildung.

d Pathologisches Gefäßbild im Bereich des Knochen- und Weichteiltumors. Zunehmende Weichteilanfärbung im Tumorbereich (↑).

Histologie: Rezidiv eines Riesenzelltumors im Bereich des distalen Radius. Nach der Aufarbeitung des Gewebes bietet der Tumor histologisch keine Hinweise für Malignität.

Fibrosarkom

Das Fibrosarkom ist ein sehr seltener maligner Tumor (2−4% primär maligner Knochentumoren). Er entwickelt sich spontan aus dem Bindegewebe, aber auch aus gutartigen Tumoren bindegewebigen Ursprungs. Auch nach einer Bestrahlung werden diese Tumoren im Narbengewebe beobachtet. Konsistenz und Größe wechseln. Die Metastasierung erfolgt entweder hämatogen in die Lunge oder lymphogen in die regionalen Lymphknoten. Die Entwicklung eines Fibrosarkoms aus einem Riesenzelltumor des Knochens kann nur durch die histologische Untersuchung geklärt werden (Guccion u. Enzinger 1972).

Die Häufigkeit dieser Tumorformen ist sehr unterschiedlich; nach den Ergebnissen einzelner Arbeitsgruppen liegt sie bei dem vom Bindegewebe ausgehenden Tumor zwischen 5 und 57% (Thorjarnarson 1964, Haber u. Mitarb. 1965). Im Bereich der Hand ist der Tumor äußerst selten (3,5%; Pritchard u. Soule 1974). Er kann sowohl oberflächlich als auch tiefer gelegen sein. Jede Altersgruppe kann von diesem Tumor befallen sein. Der Gipfel der Erkrankung liegt um 40−50 Jahre.

Histologisch besteht der Tumor aus miteinander verflochtenen Zügen spindeliger Zellen mit spindeligen bis ovalen Zellkernen. Das Fibrosarkom zeigt eine fibrozelluläre Proliferation, arm an Bindegewebe, mit einer ansteigenden Zellpopulation von Fibroblasten und einer geringen Mitose. Dabei ist die Charakteristik der Zellen und ihres Arrangements sehr variabel. Mit zahlreichen vaskulären Lakunen ist die Vaskularisation beträchtlich. Nekrosen und Hämorrhagien kommen vor (Hitchens u. Platt 1972).

Klinisch bestehen geringe oder keine Beschwerden. Der oft tiefsitzende Tumor kann mit dem benachbarten Gewebe fixiert sein und ulzerative Veränderungen der darüberliegenden Haut verursachen. Der Verlauf ist im allgemeinen langsam und über Monate progressiv. Jedoch kann es manchmal in wenigen Tagen zur rapiden und schmerzhaften Exazerbation kommen. Intratumorale Verkalkungen sind in seltenen Fällen nachweisbar. Die differentialdiagnostische Abgrenzung zum atypischen Fibroxanthom ist schwierig. Auch zum malignen fibrösen Histiozytom ist die Differenzierung durch die histologische Untersuchung erschwert.

Röntgenologisch lassen sich im Übersichtsbild auffällige Veränderungen im knöchernen Bereich meist nicht nachweisen. In fortgeschrittenen Fällen kann es zu einer Periostreaktion mit dezenten sklerosierenden Strukturveränderungen der angrenzenden Spongiosa kommen. Je nach Ausdehnung des Tumors läßt sich auf der Übersichtsaufnahme eine weichteildichte Struktur nachweisen.

Das *Handarteriogramm* zeigt − wie bei vielen malignen Tumorformen − eine Hypervaskularisation mit zunehmender pathologischer Gefäßzeichnung im Tumorbereich. Die benachbarten größeren Gefäße sind geprägt durch Verdrängungen im Tumorbereich und dezente Wandveränderungen mit Unregelmäßigkeiten und Schlängelungen. Die Verlegung dieser Gefäße bis zum vollständigen Verschluß kommt vor. Späte arterielle und venöse Phase zeigen dann bei zunehmender Hypervaskularisation eine progrediente Weichteilanfärbung im Tumorbereich (Abb. 8.**10**).

Literatur

Dahlin, D. C.: Bone Tumors, 3rd ed. Thomas, Springfield/Ill. 1978

Dahlin, D. C., J. C. Ioins: Fibrosarcoma of bone: a study of 114 cases. Cancer 23 (1969) 35

Guccion, J. G., F. M. Enzinger: Malignant giant cell tumor of soft parts. An analysis of 32 cases. Cancer 29 (1972) 1518−1529

Haber, M. H., A. H. Alter, M. C. Wheelok: Tumors of the hand. Surg. Gynecol. Obstet. 121 (1965) 1073−1080

Hare, H. F., M. J. Cerny: Soft tissue sarcoma. Cancer 16 (1963) 1332−1335

Hitchens, E. M., D. S. Platt: Fibrosarcoma. Cancer 29 (1972) 1369−1375

Pack, G. T., I. M. Ariel: Fibrosarcoma of soft somatic tissues: Clinical and pathologic study. Surgery 31 (1952) 443−478

Pritchard, D. J., E. H. Soule: Fibrosarcoma. A clinico-pathologic and statistical study of 199 tumors of the soft tissues of the extremities and trunk. Cancer 33 (1974) 888−895

Shieber, W., P. Graham: An experience with sarcomas of the tissues in adults. Surgery 52 (1962) 295−298

Stevanovic, D. V.: Fibrosarcome dissemine de la peau. Reunion de Paris. Soc. Dermatol. Syphil. 83 (1976) 273

Thorjarnarson, B.: Desmoid tumors intreatment of cancer and allied diseases. In Tumors of the Soft Somatic Tissues and Bone. Hoeber, New York 1964

Warszawer, L.: Congenital dermatofibrosarcoma protuberans of the hand. Hand 9 (1977) 182−187

v. d. Werf-Messing, B., J. A. van Unik: Fibrosarcoma of the soft tissues, a clinicopathologic study. Cancer 18 (1965) 1113−1123

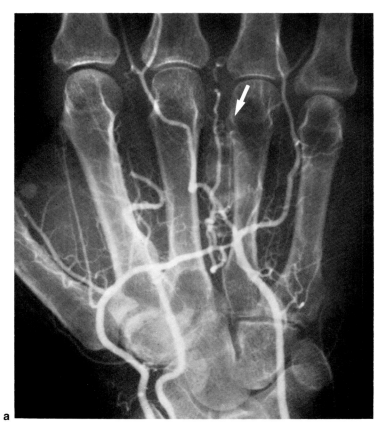

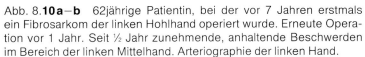

a

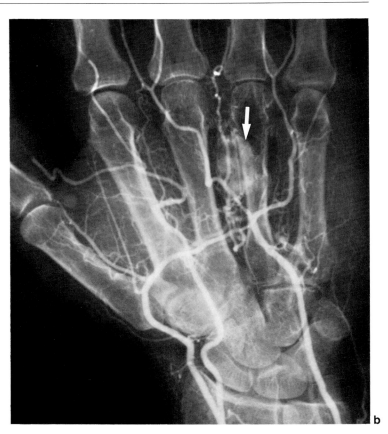

b

Abb. 8.**10a−b** 62jährige Patientin, bei der vor 7 Jahren erstmals ein Fibrosarkom der linken Hohlhand operiert wurde. Erneute Operation vor 1 Jahr. Seit ½ Jahr zunehmende, anhaltende Beschwerden im Bereich der linken Mittelhand. Arteriographie der linken Hand.

a Frühe arterielle Phase. Hypervaskularisation mit beginnender Weichteilanfärbung zwischen MCIII und MCIV links (↑).

b Späte arterielle Phase. Zunehmende Weichteilanfärbung im Mittelhandbereich zwischen MCIII/MCIV mit zunehmender Hypervaskularisation im umschriebenen Bereich (↑). Die zugeordnete A. digitalis palmaris communis in Höhe MCIV ist bizarr geformt und geschlängelt.

Beurteilung: Das Gefäßbild entspricht einem Tumorrezidiv im Mittelhandbereich – maligner Weichteilprozeß.
Histologie: Maligner mesenchymaler Tumor – Fibrosarkom Grad I.

Malignes Hämangiom

Unter den malignen Hämangiomen sind das Hämangioperizytom, das Hämangioendotheliom und das Angiosarkom von Bedeutung.

Das *Hämangioperizytom* kann überall da entstehen, wo Kapillaren vorkommen, solitär oder multipel lokalisiert. Der Tumor kommt in jedem Lebensalter und bei beiden Geschlechtern gleich häufig vor. Seine Größe kann bis zu 10 cm im Durchmesser erreichen. Makroskopisch imponiert er als kutaner-subkutaner, derber Knoten. Histologisch ist der kapilläre Aufbau des Tumors charakteristisch (Masson 1923). Die oft größeren Blutsinusoide zeigen bei zusammengedrückter Wand eine Obliteration. Die Rezidivneigung ist groß. Sie wird in der Literatur mit 40–60% angegeben. Metastasen treten in 12–14% auf (Hahn u. Mitarb. 1973, Kaplan 1949).

Das *Hämangioendotheliom* wurde 1923 von Masson als gutartiger Tumor dargestellt. Demgegenüber beschreibt Stout (1943) unter dem Namen Hämangioendotheliom einen Tumor mit ganz anderem Charakter, nämlich eine maligne Läsion, wobei nur die bei Kindern vorkommenden gut differenzierten Formen (9%) eine gute Prognose haben. In allen Fällen handelt es sich um einen sehr seltenen vaskulären Tumor, der in jedem Alter auftreten kann und bevorzugt die Extremitäten befällt. Das klinische Erscheinungsbild wird geprägt durch eine knotige Form mit unterschiedlicher Lokalisation, dunkelrot oder violett, leicht infiltrierend, aber ohne lokale Vergrößerung. Differantialdiagnostisch muß der Tumor vom Fibrosarkom oder Lipom abgegrenzt werden. Das Wachstum und die Rezidivneigung sind bei dieser Tumorform größer als beim gutartigen Hämangiom. Patel u. Mitarb. (1978) berichteten über eine maligne Form dieses Tumors am Zeigefinger, der amputiert wurde und auch 4 Jahre später noch ohne Rezidiv oder Metastasen blieb. Trotzdem ist eine Aussage zur Prognose schwierig. Sie ist abhängig vom histologischen Aufbau des Tumors (Stout 1943).

Das von der Haut abstammende *Angiosarkom* ist selten. Klinisch zeigt es sich als solitäre Vorwölbung, die Faszie, Muskeln, Nerven und Gefäße infiltriert. Es kann neben Druckgefühl und Schmerzen auch Kreislaufsymptome verursachen. Wie das Kaposi-Sarkom zeigt diese Tumorform im Nativbild erst im fortgeschrittenen Stadium einen weichteildichten Tumor, meist ohne ossäre Beteiligung.

Im *Handarteriogramm* findet sich bei der malignen Form des Hämangioperizytoms in der frühen arteriellen Phase zunächst eine geringe Hypervaskularisation mit zunehmender Tendenz, die dann in der mittleren und späten arteriellen Phase deutlich ausgeprägt ist. Die benachbarten kleineren und größeren Arterien und vor allem die venösen Gefäße sind mehr oder weniger stark verdrängt. Zunehmende Kontrastmittelanfärbung des Weichteiltumors bis zur späten arteriellen Phase mit nachfolgendem Auswaschphänomen in der venösen Phase (Abb. 8.**11**).

Literatur

Archarya, S., W. H. Merrit, S. Teogarag: Hemangioendotheliomas of the hand: Case report. J. Hand Surg. 5 (1980) 181–182

Dahlin, D. C.: Bone Tumors, 3rd ed. Thomas, Springfield/Ill. 1978

Hahn, M. J., K. Dawson, J. A. Esterly, D. J. Joseph: Hämangiopericytoma. Cancer 31 (1973) 255–261

Kaplan, E. B.: Hemangiopericytoma of the hand. Bull. Hosp. Jt Dis. 10 (1949) 49

Lichtenstein, L.: Bone Tumors, 5th ed. Mosby, St. Louis 1977

Masson, P.: Hemangioendothelioma vegetant intravasculaire. Bull. Soc. anat. Paris 93 (1923) 517–523

Matsuno, T., K. K. Unni, R. A. McLeod, D. C. Dahlin: Telangiectatic osteogenic sarcoma. Cancer 38 (1976) 2538–2547

Moss Lee, A., K. Stueber, M. A. Hafiz: Congenital hemangioendothelioma of the hand. J. Hand Surg. 7 (1982) 53–55

Patel, M. R., K. C. Scirivasan, H. S. Pearlman: Malignant hemangioendothelioma in the hand: A case report. J. Hand Surg. 3 (1978) 585–588

Posch, J. L.: Soft tissue tumors of the hand. In Flynn, J. E.: Handsurgery, 2nd ed. William & Wilkins, Baltimore 1976

Sen, R.: Hemangiopericytoma of the hand. Plast. reconstr. Surg. 57 (1976) 746–748

Stack, G.: Tumors of the hand. Brit. med. J. 517 (1960/I) 919–922

Stout, A. P.: Hemangioendothelioma: A tumor of blood vessels featuring vascular endothelial cells. Ann. Surg. 118 (1943) 445–464

Stout, A. P., M. R. Murray: Hemangiopericytoma – a vascular tumor featuring. Zimmerman's pericytes. Ann. Surg. 116 (1942) 26–33

Unni, K. K., et al.: Hemangioma, hemangiopericytoma and hemangioendothelioma (angiosarcoma) of bone. Cancer 27 (1971) 1403

Waddel, G. G.: Hemangioma involving tendons. J. Bone Jt Surg. 49–B (1967) 138–141

Wood, U. E.: Hemangioma with bone lesions. J. Hand Surg. 7 (1982) 287–290

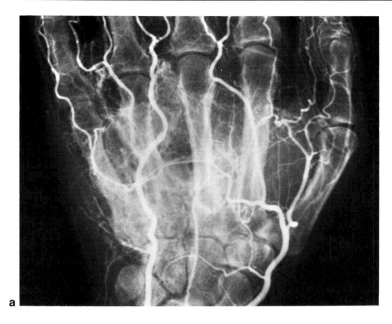

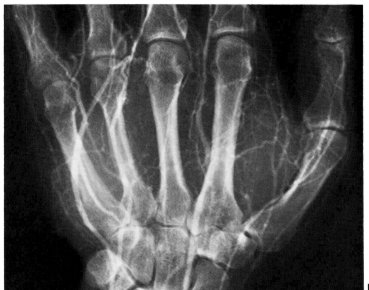

Abb. 8.**11a–c** 38jähriger Patient mit malignem Hämangioperizytom. Zustand nach Teilresektion des dorsal liegenden, infiltrativ
wachsenden, bis in die Hohlhand reichenden Tumors bei zunächst
funktionserhaltendem operativem Vorgehen. Arteriographie der
rechten Hand.

a Späte arterielle und beginnende venöse Phase. Ausgedehnte
Hypervaskularisation im Bereich der Mittelhand zwischen MCII und
MCV mit pathologischer Gefäßzeichnung. Partielle bzw. flachbogige
Verdrängung der Aa. digitales palmares communes II–V. Bizarrer
Verlauf der kleineren arteriellen Gefäße im Tumorbereich. Zuneh-
mende Tumorparenchymanfärbung.

b Venöse Phase, arterielle Restfüllung. Verdrängung und bizarrer
Verlauf der kleineren Gefäße. Stärkere konvexbogige Abdrängung
der venösen Gefäße im Tumorbereich. Rückläufige Tumorparenchymanfärbung.

c Kernspintomogramm der rechten Hand. T1-betontes Bild mit der
ausgedehnten tumorösen Raumforderung im Bereich der Mittelhand.

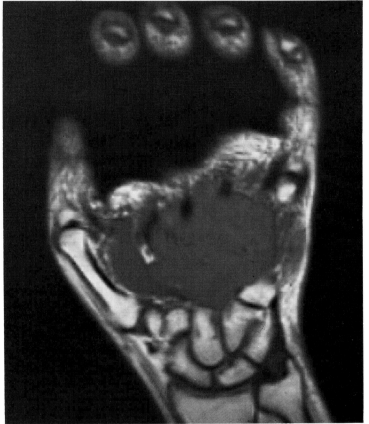

Malignes Synoviom

Die Erkrankung tritt meist zwischen dem 20. und 40. Lebensjahr auf. Die malignen Synoviome sind an der oberen Extremität weniger häufig als an der unteren (Anderson u. Wildermuth 1961, Cadman u. Mitarb. 1965).

Histologisch finden sich dichte, nebeneinander gelagerte Spindelzellen mit runden und ovalären Kernen und zahlreichen Mitosen. Sie metastasieren bevorzugt in die regionalen Lymphknoten und in die Lungen. Die einfache Exzision des infiltrierend wachsenden Tumors führt meist zu lokalen Rezidiven. Der Tumor tritt vor allem im Gelenkbereich auf. Er ist selten und beträgt 10% aller Weichteilsarkome der Extremitäten. Das langsame Wachstum ist oft kombiniert mit einer schlechten Prognose. Nach zahlreichen Studien in der Weltliteratur fanden
- Haagensen u. Stout (1944): 104 Fälle, 3% in der Hand,
- Pack u. Ariel (1950): 60 Fälle,
- Wright (1952): 58 Fälle, 7% in der Hand,
- Cadman u. Mitarb. (1965): 134 Fälle, 14% in der Hand,
- MacKensie (1966): 49 Fälle,
- Cameron u. Mitarb. (1974): 39 Fälle, 6% in der Hand.

Cadman u. Mitarb. (1965) entdeckten 71% der Läsionen an den unteren und 24% an den oberen Extremitäten. Beim Befall der oberen Extremitäten waren die Hände mit 45% betroffen. Die Finger sind selten befallen.

Radiologisch ist der Nachweis von Verkalkungen (40%) nicht ungewöhnlich. Die Destruktion der benachbarten Knochenstrukturen findet man meist bei fortgeschrittenen und schnell wachsenden Prozessen. Nur die histologische Untersuchung kann zur Diagnose führen.

Vor allen therapeutischen Maßnahmen und vor allem vor einem geplanten operativen Eingriff ist die Gefäßdarstellung unbedingt indiziert. Außer der Information über die Gefäßanatomie im Bereich des Tumors ergeben sich auch aufgrund der Gefäßmorphologie Hinweise auf die Ätiologie des tumorösen Prozesses (Hand u. McFarland 1970).

Das *Angiogramm* zeigt in der frühen bis mittleren arteriellen Phase eine Gefäßverdrängung mit spärlicher Hypervaskularisation im Tumorbereich. Gefäßverschlüsse mit Ausbildung von Kollateralen zu den peripheren Versorgungsabschnitten kommen vor. Distal des Verschlusses und in den Randbezirken des Tumors zeigen die Hauptgefäße und Kollateralen häufig eine korkenzieherartige Schlängelung. Die venöse Abflußphase prägt das gleiche Bild im Tumorbereich mit einer Verdrängung der Venen in diesem Gebiet. Auch bei der spärlichen Hypervaskularisation kommt es zu einer verstärkten Anfärbung des Tumorgewebes. Erst im weit fortgeschrittenen Tumorstadium nimmt die pathologische Gefäßzeichnung zu. Das Gefäßbild zeigt dann die Kriterien eines malignen Prozesses mit starker Hypervaskularisation und einem pathologischen Gefäßmuster. Der Prozeß greift häufig auf den Knochen über (Abb. 8.**12**).

Literatur

Anderson, K. J., O. Wildermuth: Synovial sarcoma. Clin. Orthop. 19 (1961) 55
Ariel, I. K., G. T. Pack: Synovial sarcoma. Review of 25 cases. New Engl. J. Med. 268 (1963) 1272–1275
Cadman, N. L., E. H. Soule, P. A. Kelly: Synovial sarcoma. Analysis of 134 tumors. Cancer (Philad.) 18 (1965) 613
Cameron, H. U., J. P. Kostuik et al.: A long-term follow-up of synovial sarcoma. J. Bone Jt Surg. 56-B (1974) 613–617
Craig, R. M., D. G. Pugh, E. W. Soule: The roentgenologic manifestations of synovial sarcoma. Radiology 65 (1955) 837
Fragiadakis, E. G., P. Vatopoulos: Sarcoma of tendon sheath. Hand 5 (1973) 71–75
Haagensen, C. D., A. P. Stout: Synovial giant cells in rheumatoid arthritis. Ann. Surg. 120 (1944) 826–842
Hand, C. R., G. B. McFarland: Synovial sarcoma of the hand. J. State Med. 122 (1970) 1–5
MacKensie, D. H.: Synovial sarcoma. Cancer 19 (1966) 169–180
Michon, V. E.: Synovio-sarcomes des membres. J. Chir. Main 11 (1983) 221–229
Pack, G. T., I. M. Ariel: Synovial sarcoma (malignant synovioma). Report of 60 cases. Surgery 28 (1956) 1047–1084
Wright, C. J. E.: Malignant synovioma. J. Pathol. 64 (1952) 585–603

Abb. 8.**12a–d** 51jähriger Patient. Synoviales Sarkom der linken ▶ Mittelhand.

a Aufnahme des Handskeletts rechts. Ausgedehnter Weichteiltumor zwischen MCII und MCV. Schwere fleckige Entkalkung der dargestellten Skelettabschnitte. Knöcherne Beteiligung des Tumors mit Destruktion und periostaler Reaktion im Bereich MCIV und MCV.

b Arteriographie der linken Hand. Mittlere arterielle Phase. Hypervaskularisation zwischen MCII und MCV mit konvexbogiger Verdrängung und Streckung der kleineren, bizarr verlaufenden Gefäße und einer deutlich konvexbogigen Verdrängung der großen Mittelhandarterien im Tumorbereich.

c Späte arterielle und venöse Phase. Umschriebene Raumverdrängung zwischen MCII und MCV mit zunehmender pathologischer Hypervaskularisation. Konvexbogige Verdrängung der großen arteriellen und venösen Gefäße. Bizarrer Verlauf, Streckung und Schlängelung der kleinen Gefäße im Tumorbereich. Keine Anfärbung des Tumorgewebes.

d Arteriogramm der linken Hand im seitlichen Strahlengang. Späte arterielle Phase. Raumverdrängender Prozeß im Bereich der Hohlhand mit Verdrängung der großen arteriellen Gefäße. Pathologische Hypervaskularisation im Bereich des Weichteiltumors.

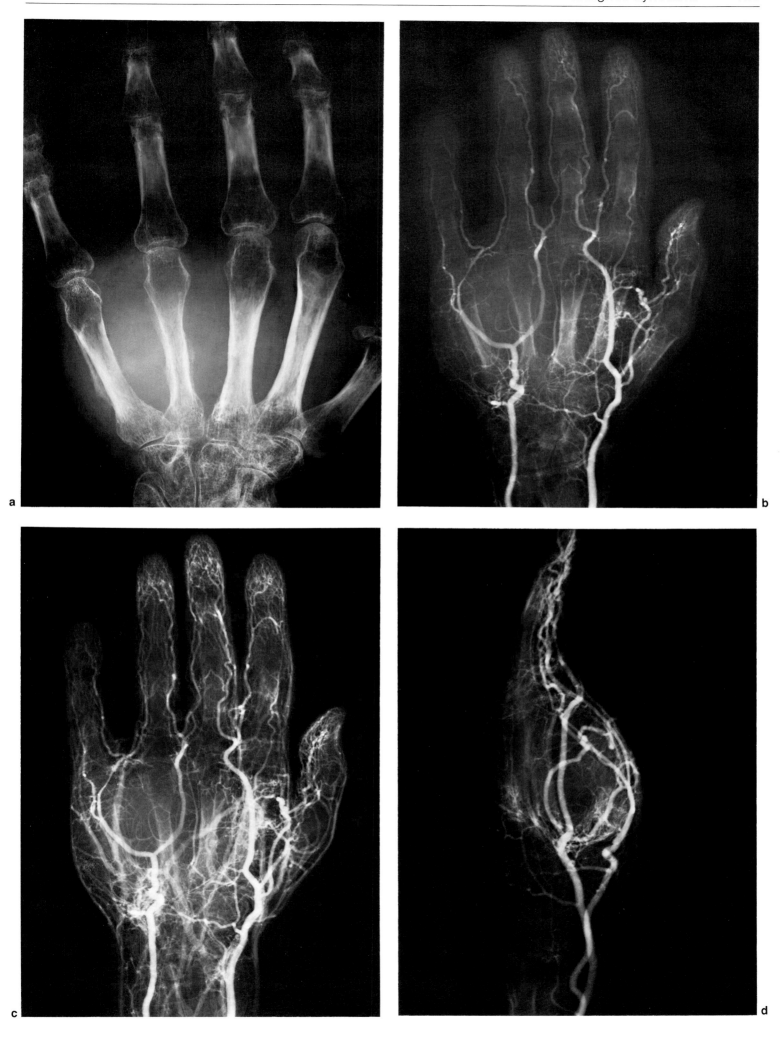

Sachverzeichnis

Dr. med. B. Kirschsieper